Minzcuz Sawcih Okbanj Cienhangh Swhginh Bangfuz Hanghmoeg

民族文字出版专项资金资助项目

YWCUENGH YWMBOK MBOKGOK YWFAP GISUZ CAUHCOZ GVEIHFAN CAEUQ YING'YUNG YENZGIU

(Banj Sawcuengh)

壮医药物竹筒拔罐疗法技术操作规范与应用研究

（壮文版）

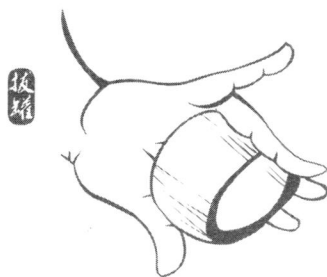

Cwngh Cindungh Lij Linz	Cujbenh	曾振东 吕 琳	主 编
Veiz Ginhyuz Cinz Yungjhungz（Bouxcuengh）	Fucujbenh	韦金育 陈永红（壮族）	副主编
Vangz Sanvaz（Bouxcuengh） Cinz Sinhyen（Bouxcuengh） Loz Yenlanz（Bouxcuengh） Dwngz Mingzsinh（Bouxcuengh） Lanz Siujyinz（Yauzcuz）	Hoiz	黄善华（壮族） 覃新苑（壮族） 罗艳兰（壮族） 滕明新（壮族） 兰小云（瑶族）	译

Gvangjsih Gohyoz Gisuz Cuzbanjse

广西科学技术出版社

图书在版编目（CIP）数据

壮医药物竹筒拔罐疗法技术操作规范与应用研究：
壮文 / 曾振东，吕琳主编；黄善华等译. —南宁：广西
科学技术出版社，2015.12
ISBN 978-7-5551-0551-0

Ⅰ. ①壮… Ⅱ. ①曾… ②吕… ③黄… Ⅲ. ①壮族
—民族医学—拔罐疗法—壮语 Ⅳ. ①R291.8

中国版本图书馆CIP数据核字（2015）第 289327 号

壮医药物竹筒拔罐疗法技术操作规范与应用研究（壮文版）

ZHUANGYI YAOWU ZHUTONG BAGUAN LIAOFA JISHU CAOZUO GUIFAN YU
YINGYONG YANJIU（ZHUANGWEN BAN）

曾振东　吕　琳　主编
韦金育　陈永红　副主编
黄善华　覃新苑　罗艳兰　滕明新　兰小云　译

责任编辑：罗煜涛　陈勇辉　　　　　　　特约编辑：覃祥周　吴玉富
责任校对：韦淑英　覃　波　覃祥建　　　装帧设计：韦娇林
责任印制：韦文印

出 版 人：韦鸿学　　　　　　　　　　　出版发行：广西科学技术出版社
社　　址：广西南宁市东葛路 66 号　　　邮政编码：530022
网　　址：http://www.gxkjs.com

经　　销：全国各地新华书店
印　　刷：广西大华印刷有限公司
地　　址：广西南宁市高新区科园路 62 号　　邮政编码：530007
开　　本：787 mm×1092 mm　1/16
字　　数：160 千字　　　　　　　　　　　印　　张：12
版　　次：2015 年 12 月第 1 版　　　　　印　　次：2015 年 12 月第 1 次印刷
书　　号：ISBN 978-7-5551-0551-0
定　　价：50.00 元

《YWCUENGH YWMBOK MBOKGOK YWFAP GISUZ CAUHCOZ GVEIHFAN CAEUQ YING'YUNG YENZGIU》

BIENSIJ VEIJYENZVEI

Cujbenh   Cwngh Cindungh   Lij Linz

Fucujbenh   Veiz Ginhyuz   Cinz Yungjhungz

Bouxbiensij   （Ciuq bitveh Sawgun gij singq daeuj baiz gonq laeng）

Veiz Dauh   Veiz Ginhyuz   Veiz Siucinh

Lij Linz   Cinz Yungjhungz   Cwngh Cuigingz

Cwngh Cindungh

Saenjdingh   Vangz Hanyuz

Sawcuengh fanhoiz   Vangz Sanvaz   Cinz Sinhyen   Loz Yenlanz

Dwngz Mingzsinh   Lanz Siujyinz

VAH HAIDAEUZ（1）

Swnjcienz conzdungj yihyoz, gvanhgen youq bouxvunz、ywfap、gijyw sam fuengmienh. Bouxcunz dwg vunzcaiz、bouxcienz; ywfap dwg yihdau、yihsuz、giyi; gijyw couh dwg doxgaiq yw bingh, baudaengz ywdoj、yozcaiz、ywnaed、ywraemx、ywboiqndei. Ndawde vunz dwg bonjvih. Yihsuz caeuq gijyw cungj dwg baengh youq laeng vunz, cungj dwg youz vunz gaemdawz. Gijyw dwg doxgaiq yw bingh, lumjbaenz caxcungq bouxbing, seizneix gyoengqvunz yied daeuj yied yawjnaek, yawjnaek daengz lumj yaek cijveih yihyoz giyez caeuq gaemhaed canghyw nei. Yihsuz ngoenz ciemh ngoenz doiqvaq, lumj yaek deng gihgi、yizgi dingjlawh lo. Vunz Cungguek ndaej mbouj ndaej dingjgeng roxnaeuz gouq gij baeyiengq neix, youq gig daih cingzdoh baih gwnz geiqmuengh youq conzdungj yihyoz lo, baugvat minzcuz yihyoz.

Dauqngeix conzdungj yihyoz guek raeuz, mboujlwnh dwg cunghyih、caujyih、minzcuzyih, doenghbaez cungj dwg fwngzhoengq duenqbingh, baengh canghyw vujgvanh caeuq song fwngz, dingq bouxbingh lwnhgangj, cazyawj binghcingz; yw bingh couh dwg yungh cimsaek mbokgvet, ywraemx ywyienz ywmba, swnhgei genjyungh, itciet cungj dwg vihliux yw ndei bouxbingh. Conzdungj bonjlaiz cungj dwg cingqmienh、maenhndei, gij mbouj ndei ciengzciengz deng vut bae lo. Conzdungj mbouj dwg dauq ciuqgaeuq, hix mbouj dwg mbouj ciepsouh cauxmoq. Conzdungj dwg diuzlienh raez meglwed doxlienz、feizyieng doxciep, conzdungj dwg cungj cingsaenz gihyinh doxcienz、mbouj haengj bienqyiengh, conzdungj dwg cungj raemxrongz ginggvaq lizsij cungswiq youq ndaw dah hung gag mbouj duenh seuqcengh, conzdungj dwg saenqniemh ndawsim gvaenxgvax baedauq vut gij saeqsit haenx. Conzdungj yihyoz ndaej cienz roengzdaeuj, dwg miz gij yienzaen laegraez de.

Lwgminz Bouxcuengh daj seiz gaeuqgeq Baeuqroxdoh seizdaih it loh byaij roengzdaeuj, louz roengz daihliengh vuzciz vwnzva caeuq feihvuzciz vwnzva bak cienz、yawj mbouj raen haenx, cauxok minzcuz yihyoz sawj lwgminz ranghdieg lingjnamz habyungh. Daegbied dwg 20 sigij 80 nienzdaih Gvangjsih Minzcuz Yihyoz Yenzgiusoj laebbaenz le, doenggvaq gvangqlangh diucaz, cungjgez ok haujlai gingniemh yw bingh ndawbiengz ywcuengh、ndawbiengz ywyauz caeuq aen minzcuz vunz noix wnq. Gag

1

1995 nienz okbanj bonj saw 《GVANGJSIH MINZCUZ YIHYOZ DANYW GYOEBCOMZ》 couh "mauhgvaq bak fanh cih saw, mauhgvaq roek cien danyw". Ndawde ywcuengh yw sienq diemj log、ywmbok mbokgok、hezvei camzlwed daengj ndawbiengz ywfap, mboujdanh ndaejdaengz cingjleix, caiqlix heuh bouxcienz daeuj yawjbingh, bangcoengh cungjgez gingniemh, okbanj sawyw, sawj de cienz roengzbae. Gvaq laeng, Lij Linz、Cwngh Cindungh、Cinz Yungjhungz、Veiz Ginhyuz、Cwngh Cuigingz、Veiz Dauh daengj youq boux baihnaj guhhong giekdaej gwnz, doiq gij cihsiz gingniemh neix haeujlaeg hidungj cingjleix, haeujlaeg guh yenzgiu, cawz gijco louz gijndei, gya coih gveihfan, bienbaenz sam bonj saw 《YWCUENGH MAEYWDIEMJ CIT YWFAP GISUZ CAUHCOZ GVEIHFAN CAEUQ YING'YUNG YENZGIU 》、《YWCUENGH YWMBOK MBOKGOK YWFAP GISUZ CAUHCOZ GVEIHFAN CAEUQ YING'YUNG YENZGIU》 caeuq 《YWCUENGH CAMZLWED YWFAP GISUZ CAUHCOZ GVEIHFAN CAEUQ YING'YUNG YENZGIU》, mboujdanh fanjyingj ywcuenghyoz haivat cingjleix haeujdaengz duenh roen moq, caiqlix doiq seizneix haeujlaeg guh veiswngh gaijgwz, hwngvuengh minzcuz conzdungj yihyoz, hoizfuk linzcangz hozliz, vih lajmbanj hozcoz yihliuz moq caeuq ndawsingz segih veiswngh gensez soengqhawj naemjngeix gvangqlangh caeuq gisuz habngamj.

　　Youq ywcuengh ywsienq diemjlog ywfap、ywcuengh ywmbok mbokgok ywfap、ywcuengh camzlwed ywfap daengj sam cungj minzcuz conzdungj ywfap hagsib caeuq doigvangq ndawde, miz sam fuengmienh hawj raeuz haeujsim caeuq ciqyungh.

　　Daih'it, gaemdawz gij doxdoengz, raen doengzloih couh rox gijwnq. Logfap、mbokgok、cuengqlwed daengj ywfap, bingq mbouj dwg ywcuengh gag miz, cunghyihyoz caeuq gizyawz minzcuz yihyoz cungj miz haujlai saw geiq caeuq gingniemh fungfouq, miz haujlai cihsiz doxdoengz, daj ndawde ndaej yawj cingcuj gak minzcuz vwnzva mbouj doengz caeuq gyauca. Lumjbaenz ywcuengh ywsienq diemjlog ywfap, aeu Liujgyangh Lungz Ci guh daibyauj. Lungz Ci bouxcienz Lungz Yigenz sam daih guh canghyw, daxbuz Cinz Ci、daxboh Lungz Genhungz yihsuz haemq ndei. Lungz Yigenz gaijfang gaxgonq gaenq camgya Gvangjsih cunghyih yozsizbanh hagsib, 1986 nienz gaenq cingj daeujdaengz Gvangjsih Cunghyih Yozyen guhhong. Ceiqnoix youq Lungz Yigenz gwnz ndang, ywcuengh caeuq cunghyih doxdoeng gig swhyienz. Ywsienq diemjlog ywfap, aeu hezvei cawz meizvahhez、lenzvahhez、gveizvahhez、cangjswjhez、ginghyenhez le, dingzlai cungj ndaej hab yungh cunghyih cimhez yizhez. Ywmbok mbokgok、camzlwed hezvei hix dwg yienghneix. Roxdaengz diemj neix, ndaej yawj daengz haujlai gij doxdoengz conzdungj yihyoz, gij lingjyiz youq henz、ietraez、nodsenj cungj gig gvangq, hagsib seiz rox gaiq ndeu couh rox haujlai, yungh hwnjdaeuj hix couh haemq lingzbienh lo.

Daihngeih, gaemdawz daegsaek, hag gijndei de. Danghnaeuz baihgwnz lwnh sam cungj ywfap neix, aeu hezvei dwg ginghyenhez、ahsihez caeuq cunghyih yizhez gyoebhab sawjyungh, yienghneix ywsienq、mbokgok、cuengqlwed, daegbied dwg ywsienq caeuq yw cimq mbok, cuengqlwed cungjcungj camzfap cungj gag miz gijndei ndeu, de ndaej yw haujlai bingh caeuq gij gihlij yw bingh de, cungj dwg guh daihdaeuz. Ywsienq diemjlog dwg aeu feiz diemj log hezvei, caeuq Huznamz daengj dieg coemh feizdaeng doxlumj. Hoeng diemjlog dwg aeu sienqmaz, diemj dawz le feizmbaw yaek ndaep bae, cij yungh gyaeujsienq miz feizrongh couh ndaej lo. Hoeng coemh feizdaeng dwg yungh daengcauj coemj youz diemj feiz dawz swnh feizmbaw diemjbungq giz hezvei, fatok sing "bya" ndeu, de yw bingh mbouj beij ywsienq diemjlog yw bingh lai. Mbokgok, Baihnamz lai aen minzcuz cungj yungh, yungh yw cimq cawj le, aiq ndaej beij guenqvax、dauzguenq、guenqgingq ndei. Rox gij daegdiemj neix, youq linzcangz ndaej rox eiqsei de, hag gij fuengfap de, yawj deihfueng yawj vunz daeuj yw bingh.

Daihsam, gienjbienh cinj bienzngeiz, mbouj gaij gij yunghcawq de. Baihgwnz lwnh ywcuengh sam cungj ywfap, cungj gig gienjbienh. Caiqlix aenvih saedhengz gingniemh fungfouq, mboujdanh yw bingh mbaeu caeuq bingh rog lah miz yaugoj, caiqlix ndaej yw mbangj bingh menhnumq caeuq bingh ngeiznanz. Haujlai vunz cungj laihnaeuz yihsuz gienjbienh mbouj dijcienz, yw bienzngeiz mbouj ndaej yw bingh, miuh yied hung fangz yied lingz. Bouxbingh simleix couhdwg yienghneix, youq ndaw yihyen hung, gwn gijyw bengz, dai bae cix ndei gyaudaih, gizsaed neix dwg mbouj deng. Yw bingh yaugoj dwg gienjniemh linzcangz suijbingz aen byauhcinj dog, yawj mbouj hwnj gienjbienh cinj bienzngeiz dwg mbouj miz dauhleix.

Gyoeb daeuj gangj, ciengx ndang yw bingh gouqvunz dwg yihyoz sangndei muzdiz, yihsuz danyw bienqvaq cien cungj fanh yiengh, hoeng cungj mbouj liz gij cunghcij de. Liujgyangh Lungz Yigenz daxmeh Cinz Ci laux canghyw naeuz ndaej ndei："Mbouj gouz ciengim caengzcaengz fouq, danh nyienh lwglan bouxboux ndei". Neix dwg gwzyenz guenj gya de, hix dwg dauhleix guh canghyw de. Minzcuz canghyw yawjsiuj cienzcaiz yawjnaek dauhleix, neix couhdwg conzdungj ceiq maenhndei.

Cuh Gozbwnj

Bi 2007 ndwen 4 ngoenz 2

（Bouxsij dwg Cungguek Minzcuz Yihyoz Yozvei veicangj、Guekgya Cunghyihyoz Gvanjlijgiz yenz fugizcangj）

VAH HAIDAEUZ （2）

Bouxcuengh dwg guek raeuz saujsu minzcuz vunz ceiq lai. Bouxcuengh yihyoz dwg minzcuz conzdungj yihyoz gyoebbaenz bouhfaenh youqgaenj ndeu, gaenq vih minzcuz sengsanj ndei guh ok gungyen hungmbwk. Hoeng aenvih lizsij yienzaen, Bouxcuengh yihyoz ciengzgeiz daeuj mbouj ndaej daengz cienzmienh hidungj haivat cingjleix, neix gig daih yingjyangj de yenzgiu daezsang caeuq doigvangq sawjyungh, caemhcaiq miz maizmued saetcienz yungyiemj. Ciengjgouq caeuq hungzyangz Bouxcuengh yihyoz vwnzva gaeuqgeq, seizgan gaenjgip, diuzrap naek diuzloh gyae raixcaix.

Youq Cunghgoz Gungcanjdangj caeuq yinzminz cwngfuj cwnggoz lingjdauj caeuq haeujsim bangfuz lajde, Bouxcuengh yihyoz doeklaeng lumj seizcin nei hwngfat hwnjdaeuj. Daj 1984 nienz ciuhai aenhoih mbat daih'it daengx guek gijhong minzcuz yihyoz doxdaeuj, Gvangjsih Minzcuz Yihyoz Yenzgiusoj, Gvangjsih Ywcuengh Yihyen、 Gvangjsih Cunghyih Yozyen Bouxcuengh yihyoz Yozyen daengj buek Bouxcuengh yihyoz gyauyenz gihgou ndeu laebdaeb laebbaenz; 《BOUXCUENGH YIHYOZ SIJ》、 《CUNGGUEK BOUXCUENGH YIHYOZ》、 《CUNGGUEK YWCUENGHYOZ》、 《CUNGGUEK YWCUENGH NEIGOHYOZ》 daengj baenz buek Bouxcuengh yihyoz conhcu laebdaeb okbanj; 《YWCUENGH MAEYW DIEMJ CIT YWFAP HAIVAT CINGJLEIX CAEUQ YWBINGH YAUGOJ NIEMHCINGQ YENZGIU 》、 《YWCUENGH LIJLUN HAIVAT CINGJLEIX CAEUQ LINZCANGZ SAEDNIEMH YENZGIU 》、 《YWCUENGH SWNGHYOZYOZ CIZLIENG BYAUHCINJ YENZGIU》、 《YWCUENGH NEIGOHYOZ HAIVAT CINGJLEIX YENZGIU》 daengj baenz buek gohyenz cwngzgoj doenggvaq conhgyah bingzdingh caiqlix ndaej swngj bu gaep gohgi cinbu ciengj. Doengh gij neix biujmingz, Bouxcuengh yihyoz lijlun dijhi、 linzcangz dijhi caeuq gyauyenz dijhi gaenq gihbwnj laebbaenz. Guekgya cujguenj bumwnz gaenq dawz ywcuengh cizyez yihswh gaujsi guh gijhong ngoenznaengz ngeixlwnh, caiqlix gaendwk Cang'yihyoz (Sihcang)、 Mungzyihyoz、 Veizvuzwj yihyoz caeuq Daiyihyoz, dawz Bouxcuengh yihyoz dangguh minzcuz yihyoz daeuj haivat cingjleix caiqlix laebguh conhyez gihgou. Mboengqneix, Gvangjsih Ywcuengh Yihyen ndaej dinghguh daengxguek cungdenj gensez 10 gya minzcuz yihyen aen ndeu, caiq yienh'ok guekgya yawjnaek hwngfat

Bouxcuengh yihyoz saehnieb caeuq cihsiz. Guh boux laux guhhong minzcuz yihyoz, gou gag rox ndaej cuengqsim lo, cix ndaejdaengz gujvuj gig daih.

Vihliux engq ndei youq linzcangz gwnz doigvangq sawjyungh ywcuengh duenqyw gifap daegbied miz yaugoj, Gvangjsih Minzcuz Yihyoz Yenzgiusoj、Gvangjsih Ywcuengh Yihyen baenz buek boux guhhong Bouxcuengh yihyoz lai bi daeuj feiq haujlai rengz daeuj guh gijhong neix, hix ndaej daengz cwngzgoj hungmbwk. Youz Lij Linz、Cinz Yungjhungz、Cwngh Cindungh、Veiz Ginhyuz、Cwngh Cuigingz、Veiz Dauh daengj biensij 《YWCUENGH MAEYW DIEMJ CIT YWFAP GISUZ CAUHCOZ GVEIHFAN CAEUQ YING'YUNG YENZGIU》、 《YWCUENGH YWMBOK MBOKGOK YWFAP GISUZ CAUHCOZ GVEIHFAN CAEUQ YING'YUNG YENZGIU》、《YWCUENGH CAMZLWED YWFAP GISUZ CAUHCOZ GVEIHFAN CAEUQ YING'YUNG YENZGIU》 daengj sam bouh saw, couh dwg gohyenz cwngzgoj daibyauj. Bouxcuengh ndawbiengz sam cungj duenqbingh yw bingh gifap neix ciengzgeiz yinhyungh、yw bingh yaugoj ndei, ancienz gienjbienh, bonjcienz bienzngeiz, gyoengqde youq gwnz giekdaej bouxgonq guhhong, yinhyungh conzdungj caeuq yienhdaih fuengfap caeuq soujduenh, doiq sam cungj gifap neix guh gohyoz cingjleix, sawj de daj lijlun daengz gidij dajguh, engqgya hidungjva, gveihfanva, caiqlix gyahaeuj bouxsij gohyenz linzcangz roxdaengz, sawj neiyungz engq fungfouq lai yiengh. Gou caen saenq sam bouh saw neix goenghai okbanj, itdingh doiq Bouxcuengh yihyoz cienzbo caeuq doigvangq, miz coicaenh cozyung gig daih, caiqlix vih lajmbanj hozcoz yihliuz moq caeuq ndaw singz segih veiswngh gensez fazcanj guh'ok gungyen.

Daegbied naeuz coenz ndeu, sam bouh saw neix boux cujyau bouxsij ndeu Lij Linz dungzci, dwg guek raeuz boux daih'it ywcuengh cujyin yihswh, seizneix guh Gvangjsih Minzcuz Yihyoz Yenzgiusoj fu sojcangj. De 1989 nienz daj Gvangjsih Yihgoh Dayoz sozsw yenzgiuswngh bizyez le, itcig roengzrengz guhhong Bouxcuengh yihyoz yenzgiu, dangrap caeuq guhsat lai hangh guekgya Bouxcuengh yihyoz gohyenz godiz, ndaej gij cwngzgoj laidaih, dwg Gvangjsih boux guhhong yihliuz veiswngh gohgi maenhndei. Sam bouh saw neix biensij sat caeuq okbanj, dwg de caeuq gyoengq doengzsaeh de lai bi feiq haujlai lwedhanh sij baenz. Gou muengh engq lai bouxcoz mizcaiz caeuq bouxmaenh'ak gaenlaeng, ndaej lumj Lij Linz dungzci ityiengh, youq Bouxcuengh yihyoz hwngfat ndawde, roengzrengz buekguh, laebdaeb mbouj dingz, guh'ok saehnieb bonjfaenh daeuj. Vih neix sij vah haidaeuz.

Vangz Hanyuz

Bi 2007 ndwen 4 ngoenz 13

5

（Bouxsij dwg Cungguek Minzcuz Yihyoz Yozvei fu veicangj、Gvangjsih Minzcuz Yihyoz Hezvei veicangj、Gvangjsih Minzcuz Yihyoz Yenzgiusoj boux sojcangj daih'it、Gvangjsih Cunghyih Yozyen Bouxcuengh Yihyoz Yozyen mingzyi yencangj、cujyin yihswh、gyausou）

VAH BAIHNAJ

Guek raeuz dwg aen guekgya minzcuz lai lizsij gyaeraez ndeu, youq lizsij raezrangh ndawde, gak minzcuz lwgminz youq fuengz yw bingh saedhengz ndawde, cugbouh baenz minzcuz yihyoz daegsaek minzcuz bonjfaenh, vih minzcuz bonjfaenh sengsanj caeuq sevei hwngfat guh'ok gungyen hungmbwk. Minzcuz yihyoz dwg saujsu minzcuz conzdungj yihyoz, de dwg guek raeuz yihyoz veiswngh saehnieb gyoebbaenz bouhfaenh youqgaenj ndeu, dwg gyoengqvunz veiswngh swhyenz dijbauj caemh yungh, soqlaiz ndaej daengz dangj caeuq cwngfuj yawjnaek, liedhaeuj guekgya ngoenznaengz gijhong ngeixlwnh.

Vunz Bouxcuengh miz 1700 lai fanh, dwg guek raeuz 55 aen minzcuz vunz noix ndawde aen minzcuz vunz ceiq lai. Bouxcuengh lwgminz youq yw bingh ndawde cugciemh baenz conzdungj yw bingh gisuz miz daegsaek minzcuz bonjfaenh. Danhseih, aenvih lizsij gak cungj yienzaen, caiq gya gaijfang gaxgonq Bouxcuengh mbouj miz saw doengyungh gveihfan bonjfaenh, sawj gihcuj lijlun fungfouq lai yiengh caeuq duenqyw gifap dingzlai dwg bak rwz doxcienz, saefouh lwgsae soncienz daengj hingzsik, youq ndawbiengz seiqseiq daihdaih riuzcienz. Gij lijlun caeuq gingniemh de hix dwg sanq raen youq mbangj difanghci, bozvuzci daengj lingzsanq geiq roengzdaeuj, doiq Bouxcuengh yihyoz hwngfat gig mbouj ndei. Vihliux engq ndei ciepswnj gij vwnzva yizcanj Bouxcuengh neix, doidoengh de hwngfat baenz minzcuz yihyoz haemq baenzsug ndeu, raeuz doiq ywcuengh duenqyw gifap guh gijhong hidungj haeujlaeg haivat cingjleix caeuq gveihfan yenzgiu, haenqrengz guh gijhong cienzciep caeuq cauxmoq, caiqlix ndaej daengz itdingh cwngzgoj.

Ywcuengh ywmbok mbokgok ywfap dwg cungj conzdungj yw bingh fuengfap Bouxcuengh ndawbiengz ndeu, riuzcienz youq giz dieg Dwng Siujbingz dungzci gaenq hoenxciengq gvaq——Rangh dieg Gvangjsih Baksaek. Cungj yw bingh fuengfap neix, bouxcienz dwg Gvangjsih Lozyez Yen Cinz Licuz lauxywcuengh. Cinzlauj cojcoeng seiqseiq daihdaih guh canghyw, youq guh hong reihnaz seiz, haengj yungh ywcuengh ywmbok mbokgok ywfap vih dang dieg beixnuengx gejcawz bingh'in, gyoengq beixnuengx daeuj yw bingh mbouj dingz mbouj duenh, aenvih de gienjbienh heih guh、

1

yaugoj ndei， ndaejdaengz gyoengq beixnuengx haenh ndei. Ndaej naeuz， ywcuengh ywmbok mbokgok ywfap vih dang dieg lwgminz fuengzbingh yw bingh、ndangcangq sengsanj guh'ok gunghawj mbouj ndaej lumz. 20 sigij 80 nienzdaih， Gvangjsih Minzcuz Yihyoz Yenzgiusoj Cinz Siucinh fu cujyin yihswh、Veiz Ginhyuz gyausou、Lij Linz gyausou daengj， ciuq Cinzlauj ywcuengh cojcienz gingniemh guh haivat cingjleix， daj lijlun、linzcangz、saedniemh daengj fuengmienh guh haemq haeujlaeg yenzgiu. Gvaq laeng yenzgiu ywcuengh ywmbok mbokgok ywfap， gaenq gonqlaeng ndaej Guekgya Cunghyihyoz Gvanjlijgiz、Gvangjsih Veiswnghdingh、Gvangjsih Gohgidingh daengj bumwnz hawj cienz bangcoh， yenzgiu cwngzgoj ndaej Gvangjsih yihyoz veiswngh gohgi cinbu ciengj. Ginggvaq 10 lai bi haivat cingjleix， yenzgiu daezsang， siengsaenq gij ywcuengh ywfap neix lumj dujva ityiengh yied hai yied gyaeundei， seiqseiq daihdaih riuzcienz.

Vihliux fuengbienh gyoengq canghyw caeuq gyoengq lwgminz hagsib、yinhyungh、doigvangq ywcuengh duenqyw gisuz， raeuz cujciz mizgven conhgyah caeuq boux Bouxcuengh yihyoz gohgi biensij bonj saw 《YWCUENGH YWMBOK MBOKGOK YWFAP CAUHCOZ GVEIHFAN GISUZ CAEUQ YING'YUNG YENZGIU》， daengx bonj saw faen gwnz、gyang、laj sam bien. Biengwnz dwg ywcuengh ywmbok mbokgok ywfap gisuz dajguh gveihfan， daihgaiq gaisau ywcuengh ywmbok mbokgok ywfap lizsij lohsienq、gihbwnj lijlun、cujyau daegdiemj、yunghcawq geileix、genj aeu hezvei、dajguh fuengfap caeuq gijsaeh haeujsim. Biengyang dwg ywcuengh ywmbok mbokgok ywfap linzcangz yinhyungh， cungdenj gaisau ywcuengh ywmbok mbokgok ywfap doiq ndaw、rog、mbwk、lwgnyez、naengnoh、vujgvanh daengj goh 82 cungj bingh ciengzraen caeuq bouhfaenh bingh ngeiznanz yw bingh fuengfap. Bienlaj gaisau ywcuengh ywmbok mbokgok ywfap yienhdaih yenzgiu， baudaengz 21 cungj binghhyiengh linzcangz yinhyungh gingniemh. Gij daegsaek bonj saw neix miz sam fuengmienh：It dwg gya'gvangq ndaw bingh rog yw fanveiz caeuq yw bouxbingh. Ngeih dwg gaisau moix cungj binghhyiengh daihgaiq lwnh、yw bingh fuengfap、gijsaeh haeujsim、gveihfan youh ciengzsaeq， fuengbienh yinhyungh doigvangq. Sam dwg heih hag heih rox， dwg vih gyoengq lwgminz sij， fuengbienh bouxdoeg doq hag doq yungh.

Youq ndaw biensij bonj saw neix， ndaej daengz Gvangjsih Minzcuz Yihyoz Yenzgiusoj、Gvangjsih Veiswnghdingh、Gvangjsih Gohyoz Gisuzdingh、Gvangjsih Gohgi Cuzbanjse、Gvangjsih Cunghyih Yozyen daengj danhvei haujlai conhgyah、boux guhhong gohgi daihlig cihciz， Cungguek Minzcuz Yihyoz Yozvei Cuh Gozbwnj veicangj、Gvangjsih Minzcuz Yihyoz Hezvei Vangz Hanyuz veicangj youq hongnyaengq ndawde vih bonj saw neix sij vah haidaeuz. Youq biensij ndawde, raeuz lij camgauj ndaw guek haujlai mizgven Bouxcuengh yihyoz、cunghyih cimgiuj、gij saw mbokgok caeuq camgauj swhliu, caensim doiq gak bouxsij yienzlaiz byaujsi docih. Aenvih raeuz dungxcaiz mbouj gaeuq, suijbingz mizhanh, ndaw saw neiyungz nanzmienx miz giz laeuh caeuq loek, caensim cingj doengzhangz ndaw guek rog guek caeuq gyoengq bouxdoeg ceij okdaeuj.

Bouxbiensij

Bi 2007 ndwen 5

MOEGLOEG

BIENGWNZ   YWCUENGH YWMBOK MBOKGOK YWFAP GYONJLWNH

CIENG DAIHROEK YWCUENGH YWMBOK MBOKGOK YWFAP YINHYUNGH FANVEIZ CAEUQ GIJBINGH GIMQGEIH

CIENG DAIHCAET YWCUENGH YWMBOK MBOKGOK YWFAP GIJSAEH HAEUJSIM CAEUQ FUENGZRE、CAWQLEIX GIJSAEH SIENGJ MBOUJ DAENGZ

BIENGYANG YWCUENGH YWMBOK MBOKGOK YWFAP LINZCANGZ YING'YUNG

CIENG DAIHNGEIH   GIJBINGH VAIGOH ···················· (66)

CIENG DAIHSAM　GIJBINGH FUCANJGOH ·········· (84)

CIENG DAIHSEIQ　GIJBINGH LWGNYEZ ·········· (90)

BIENLAJ YWCUENGH YWMBOK MBOKGOK CAEUQ GIZYAWZ YWMBOK YWFAP LINZCANGZ YW BINGH GINGNIEMH CINGGENJ

BIENGWNZ
YWCUENGH YWMBOK BOKGOK YWFAP GYONJLWNH

CIENG DAIH'IT　DAIHGAIQ LWNHGANGJ

Ywcuengh ywmbok mbokgok ywfap, couhdwg yungh ywcuengh cimqcawj aenmbok le, baengh gij rengzap cozyung, youq naengnoh itdingh bouhvih supciemz（ndaej boiqhab cimcamz、raemxyw ndatoep）, doenggvaq lengqgiz liengzsing gikcoi, diuhdoengh ndangvunz gag diuzhaed gihnwngz, demgiengz baujhohsing fanjwngq, coicaenh ndawndang daise doxgaiq baiz okdaeuj, yienghneix ndaej guhdaengz yw bingh roxnaeuz fuengzre baujgen cozyung.

Ciet Daih'it　Ywcuengh Ywmbok Mbokgok Ywfap Lizsij Lohsienq

Ywcuengh ywmbok mbokgok ywfap, dwg gingniemh dijbauj Bouxcuengh lauzdung yinzminz youq caeuq gijbingh guh ciengzgeiz doucwngh ndawde romcomz hwnjdaeuj, dwg Bouxcuengh cungj yw bingh gifap miz daegsaek conzdungj ndeu. Cujyau riuzcienz youq ranghdieg Gvangjsih Baksaek giz Bouxcuengh comzyouq haenx, bouxcienz dwg giz dieg haenx Lozyez yienh lauxywcuengh Cinz Licuz. Ciuq Cinzlauj ywcuengh gaisau, cojcoeng de seiqseiq daihdaih guh canghyw, yw binghndok caeuq "fatvangh"（couhdwg binghmazmwnh）gig maenh'ak, daegbied dwg yungh ywmbok mbokgok ywfap cojcoeng cienz daengj conzdungj gifap, vih dangdieg vunzlai gejcawz bingh'in, gyae gyawj mizmingz. Dangdieg gyoengq beixnuengx ndawmbanj caeuq gizgaenh seiqhop geijcib leix haenx, baez miz fungheiq mazin, cungj daeuj ra Cinzlauj mbokgok, cungj dwg "mbok daengz bingh cawz". Aenvih lwgminz Bouxcuengh riuzmingz daeuj yw haenx, dwg daj mbouj doengz mbanjrungh daeuj, diegyouq bienbik roen youh gyae, miz mbangj banhaet ranz caengz rongh couh daeuj ndaek dou, miz mbangj buenqhwnz gaeqhaen seiz couh daeuj daengz, ndigah Cinzlauj gangjriu ndaw ranz de dwg "guyw ciengz hai, guenqyw ciengz ndat, heiqyw ciengz hom". Dangdieg ndawbiengz riuzcienz vahsug ciengz naeuz: "Camzcim mbokgok, bingh ndei buenqlai". Neix hix gangjmingz ywcuengh ywmbok mbokgok ywfap gij daegdiemj de gienjbienh lingz bienzngeiz, souhdaengz haujlai lwgminz haenhndei caeuq angqcoux. Ywmbok mbokgok ywfap cienz daengz Cinzlauj

3

gaenq dwg daihseiq daih, daj neix ndaej duenhdingh ywmbok mbokgok ywfap youq dieg Gvangjsih Bouxcuengh riuzcienz ceiqnoix miz sam bak bi lizsij.

1985 nienz, Gvangjsih Minzcuz Yihyoz Yenzgiusoj laebbaenz, Cinzlauj ywcuengh guh boux ceiq caeux buek daih'it minzcuz yihswh ndaej cingj daengz aen yenzgiusoj haenx, caiqlix daiq gij cojcienz sezgi—ywcuengh ywmbok mbokgok ywfap daeuj. 1989 nienz, vihliux gaujcaz yw bingh gifap yw binghmaz miz minzcuz daegsaek neix linzcangz yw bingh yaugoj baenzlawz yiengh, Cinz Siucinh fu cujyin yihswh, Veiz Ginhyuz gyausou, Cinz Licuz lauxywcuengh, youq Gvangjsih Veiswnghdingh laebhangh guh yenzgiu, yungh ywcuengh ywmbok mbokgok ywfap yw binghmaz 218 laeh, linzcangz cungj mizyauliz daengz 92. 21%, caiqlix cwngqsaed miz gaijndei veihsinzvanz, gaijndei gijyiengh raemxlwed liuzbenyoz, diuzcez menjyiz gunghnwngz daengj cozyung. 1993 nienz, gij yenzgiu cwngzgoj neix ndaejdaengz Gvangjsih yihyoz veiswngh gohgi cinbu sam daengj ciengj, neix dwg Gvangjsih minzcuz yihyoz gohyenz cwngzgoj mbat daih'it ndaej ciengj. Daj neix hwnj, ywcuengh ywmbok mbokgok ywfap ndaejdaengz gvangqlangh sawjyungh. Gvangjsih Minzcuz Yenzgiusoj Beizyinbu guh gijhong haiguh ywcuengh ywmbok mbokgok ywfap beizyin, yozyenz dohdaengz daengxgih lij daengz rog gih gak dieg dem, daegbied dwg dieg siujsoq minzcuz caeuq luegbya bien'gyae, vih gaijgez dieg siujsoq minzcuz gyoengqvunz yawjbingh hoj yawjbingh bengz vwndiz guh'ok gunghhawj hungmbwk. 2006 nienz, 《YWCUENGH YWMBOK YWFAP YW BINGHMAZ GVEIHFANVA GISUZ YENZGIU》 guh Gvangjsih gohyoz yenzgiu caeuq gisuz haifat giva goqdaez, yungh daih yienghbonj, lai cungsim, bingzhingz doiqciuq fuengfap guh linzcangz yenzgiu, ceiqdingh ywcuengh ywmbok mbokgok ywfap yw binghmaz honggaiq, dajguh fuengfap, boiq hezvei fuengfap, bencwng faenhingz yunghhyw daengj gveihfanva dajguh gveihcwngz. Ywcuengh ywmbok mbokgok ywfap gisuz yenzgiu engqgya baenzsug, gveihfan, vih haeujlaeg doi'gvangq wngqyungh demhdingh ndei giekdaej.

Ciet Daihngeih   Ywcuengh Ywmbok Mbokgok Ywfap Daegdiemj

1. Gifap gyoebgyonj. Ywcuengh ywmbok mbokgok ywfap dwg comz raemxyw cawj mbok mbokgok、cimcamz、raemxyw ndatoep daengj lai cungj gifap youq itheij. Cungj gyoebgyonj gifap neix ndaej miz lai caengz yunghcawq, couhdwg lengqgiz gikcoi coihwnj heiqging、cimcamz cuengqlwed baizcawz gijdoeg, raemxyw ndatoep cigciep cimq haeujbae, miz vuzlij gikcoi (rengzndat、supap cozyung), ginghloz diuzhaed caeuq

4

heiqyw rengzyw itheij miz yaugoj daengj gyoebgyonj cozyung.

2. Yw bingh lai. Bouxcuengh ndawbiengz cienz naeuz "bak bingh cungj ndaej mbokgok", gangjmingz ywcuengh ywmbok mbokgok ywfap yungh gig gvangq. Geizcaeux lai yungh youq vaigoh baez infoeg、fungheiq mazin, geizlaeng gaendwk linzcangz gingniemh ngoenz beij ngoenz fungfouq, cungj ywfap neix yungh youq ndaw、 rog、mehmbwk、lwgnyez gak goh gig lai, youq yw bingh、duenqbingh caeuq fuengzre、 baujgen daengj fuengmienh fatok cozyung youqgaenj.

3. Dajguh gienjbienh, yw bingh yaugoj ndeicinj, yungzheih hag rox, bienzngeiz ancienz. Ywcuengh ywmbok mbokgok ywfap, mbouj yungh daegbied sezbei caeuq honggaiq senhcin, caenh yungh guhdaengz itbuen siudoeg miedgin iugouz couh ndaej lo. Aenmbok yw bingh yungh haenx ndaej gag guh, mbokgok dajguh fuengfap gienjdan, yungzheih hag yungzheih rox, yungzheih guh, danghnaeuz dajguh habngamj mbouj miz maz fucozyung. Mboujlwnh dwg youq yihyen roxnaeuz youq ndawranz, mboujlwnh sai mbwk laux nyez, caenh'aeu miz itbuen yihyoz cangzsiz couh ndaej dajguh.

CIENG DAIHNGEIH   YWCUENGH YWMBOK MBOKGOK YWFAP LIJLUN GIHCUJ

Ciet Daih'it   Ywcuengh Yaemyiengz Guhgoek Yozsoz

Ywcuengh daj swyienzgyaiq hwnzngoen doxvuenh、nithwngq hwnjroengz、seiqgeiq baedauq daengj bienqvaq gveihliz ndawde, cungjgez ok yaem yiengz guhgoek gij swyenzgvanh caeuq fanghfazlun. Ywcuengh laihnaeuz, cienfanh cungj doxgaiq cungj ndaej faen yaem yiengz, cienfanh cungj bienqvaq cungj dwg daj yaem yiengz daeuj, yaem yiengz dwg goekgaen cienfanh cungj doxgaiq. Yaem yiengz guhgoek cujyau neihanz miz:

1. Doiq saehyiengh suzsing guh gviloih. Ywcuengh laihnaeuz mbwn deih fanh yiengh, cungj ndaej faen yaem yiengz song loih; doengz it gaiq saehyiengh, hix ndaej faen baenz yaem yiengz song fuengmienh. Ywcuengh nyinhrox saehyiengh suzsing guh yaem yiengz gviloih, dwg doiq swyienzgyaiq cazyawj ndaej daeuj. Ciuhlaux dawz daengngoenz ciuq daengz faexhung mienhhaenx heuh yiengzmienh. Dawz mienh boih daengngoenz heuh yaemmienh. Lumj neix loihdoi, doengxngoenz heuh yiengz, doengxhaemh heuh yaem; cin hah heuh yiengz, cou doeng heuh yaem; feiz dwg yiengz, raemx dwg yaem; gwnz dwg yiengz, laj dwg yaem; binghndat heuh yiengz'binghnit heuh yaem, daengjdaengj.

2. Gejhoiz saehyiengh bienqvaq yienzaen. Ywcuengh laihnaeuz, fanhyiengh cungj ndaej faen yaem yiengz, fanhyiengh bienqvaq cungj dwg youz yaem yiengz bienqvaq yinxhwnj. Ywcuengh lij laihnaeuz, yaem yiengz yinhdoengh bienqvaq, youqlaeng diendeih fanhyiengh ndawde, yaem siu yiengz lai, yiengz lai yaem siu, yaem yiengz cienjvuenh, guhbaenz fanhyiengh majhung mbouj dingz mbouj duenh.

3. Giengzdiuh yaem yiengz doxdaengh gig youqgaenj. Ywcuengh naemjngeix daengxaen gvanhnen, yungh yaem yiengz faensik ndangvunz ndawde doxdingj doengjit gvanhaeh, giengzdiuh yaem yiengz doxdaengh. Ywcuengh yaem yiengz guhgoek lijlun, gij haedsim dwg "doxdaengh". Mbwn deih fanhyiengh, doxdaengh dwg swyenz

gveihliz, daiq gvaqmauh caeuq mboujdaengz cungj dwg it cungj bienyiengh. Ywcuengh giengzdiuh yaem yiengz ginhhwngzsing, couhdwg yaem yiengz youq doenghyiengh bienqvaq ndaw de, bietdingh baujciz siengdoiq doxdaengh. Gihdij doenggvaq ndangvunz diuzhaed gihci, sawj yaem yiengz hezdiuz caeuq doxhuz, couhdwg yaem yiengz doxdaengh, neix dwg ndangcangq goekgaen lo. Yaem yiengz doxdaengh youq gwnz hungzgvanh ciengz biujyienh vunz caeuq vanzging、vunz caeuq swyenz doxcozyung caeuq doxhabngamj diuzcez, youq veizgvanh gwnz de biujyienh ndangvunz yizcenz sinsiz cienzsoengq. Vunz caeuq sevei、vunz caeuq swyenz cungj bietdingh baujciz doxdaengh, vunzloih cij ndaej ndangcangq swnghhoz, sevei cij ndaej doxhuz fazcanj.

Ciet Daihngeih   Ywcuengh Samheiq Doengzbouh Yozsoz

Samheiq doengzbouh dwg ywcuengh lingh aen swyenzgvanh youqgaenj. Ywcuengh laihnaeuz, mbwn deih vunz samheiq doengzbouh, mbwn vunz doxhab, mbwn deih doxwngq. Vunz caeuq mbwn deih doxdoeng、doxswnh、doxhabngamj, dwg ciuq Bouxcuengh ndawbiengz "vunz mbouj ndaej nyig mbwn deih" roxnaeuz "vunz bietdingh swnh mbwn deih" doenghgij naeuzfap neix gyoebgyonj baenz. Gij cujyau neihanz de dwg:

1. Vunz souh gijheiq mbwn deih cix lix, dwg hoenzlingz fanh yiengh.

2. Sengmingh hopgeiz vunz maj hung cangq laux dai, souh gijheiq mbwn deih ungciengx caeuq laeghaed, vunzheiq caeuq mbwnheiq, deihheiq doxdoeng, ndigah yaek baujciz daihswyienz swnghdai doxdaengh, vunzloih cij ndaej ndangcangq lix youq.

3. Gijheiq mbwn deih hix caux itdingh "ciengzdoh" sawj ndangvunz vunz lix caeuq ndangcangq, hoeng gijheiq mbwn deih youh dwg mboujduenh bienqvaq. Doiq mbwn deih daihswyienz gij bienqvaq neix, vunz danghnaeuz ndaej cujdung hab de, couh ndaej lix caeuq ndangcangq "ciengzdoh"; danghnaeuz mbouj ndaej hab de, couh souhdaengz sienghaih caiqlix yinxbaenz fatbingh.

4. Ndangvunz hix dwg aen mbwn deih iq. Ywcuengh laihnaeuz, daengx ndangvunz ndaej faenbaenz sam bouh: Bouhgwnz dwg mbwn（Vahcuengh heuhguh "gyaeuj"）, baugvat vaiyenz; bouhlaj dwg deih（Vahcuengh heuhguh "dungx"）, baugvat dungx saej; bouhgyang dwg vunz（Vahcuengh heuhguh "ndang"）, baugvat sim bwt. Ndaw ndangvunz gijheiq sambouh hix dwg doengzbouh yinhbyaij, laeghaed vaswngh, cijndaej lix caez. Ndangyiengh caeuq gunghnwngz doxngamj, ndangvunz samheiq ndawde, dienheiq cujyau dwg doekdaemq, deihheiq cujyau dwg swng, vunzheiq cujyau dwg huz.

Samheiq swng doek habngamj, doxhezdiuz, couh ndaej heiqlwed diuzhuz, yaem yiengz doxdaengh, ndangvunz an'onj, caiqlix ndaej hab daihswyienz bienqvaq.

5. Ndangvunz gencenz gezgou caeuq gunghnwngz, gijheiq daiqseng daeuj caeuq gijheiq gaenlaeng miz, doxcaeuq gyoebbaenz ndangvunz doxhab caeuq fuengzhen naengzlig, guhdaengz mbwn deih vunz sam heiq doengzbouh ndangcangq yienghceij. Ywcuengh cungj swyenzgvanh neix, caeuq yienhdaih giengzdiuh vunz caeuq swyenz doxhuz, giengzdiuh swnghdai doxdaengh, giengzdiuh vanzging ceihleix gvanhdenj dwg doxngamj.

Ciet Daihsam　Ywcuengh Sengleix Binghleix Yozsoz

It. Dungxndaw、heiqlwed、ndoknoh gyoebbaenz ndangvunz

Ywcuengh laihnaeuz, dungxndaw、heiqlwed、ndoknoh dwg gyoebbaenz ndangvunz cujyau doxgaiq giekdaej, gij cujciz gi'gvanh youq ndaw ukgyaeuj caeuq ndawaek、ndawdungx cungj cwngguh dungxndaw. Aenvih lizsij diuzgen, ywcuengh lij caengz gig cingcuj faen'ok "cang" caeuq "fuj" siengjfap. Doxgaiq ndaw ndokgyaeuj Vahcuengh heuhguh "uk", eiqsei de hamz miz cungjguenj、naemj caeuq guenj cingsaenz vueddoengh. Lumjbaenz vunz fat cingsaenz binghyiengh, ywcuengh cwngguh "uk lauzluenh" roxnaeuz "gyaeuj ukluenh", gij eiqsei couhdwg ukgyaeuj gunghnwngz luenh. Vahcuengh cwng simdaeuz guh "mehsimdaeuz", miz aen daih'it dungxndaw yienghneix eiqsei. Cwng bwt guh "mehbwt", daep heuh "mehdaep", mbei heuh "mehmbei", mak heuh "mehmak", mamx heuh "mehmamx", lumz heuh "mehlumz", dungx heuh "mehdungx", saej heuh "mehsaej", bopnyouh heuh "mehdungxiq", mehmbwk swjgungh "mehvahcangz". Gij dungxndaw neix gak miz cihgeij gunghnwngz, doxcaeuq veizciz ndangvunz cingqciengz sengleix yienghceij. Dang dungxndaw saeddaej deng sonjsieng roxnaeuz aenvih gizyawz yienzaen yinxhwnj gunghnwngz saetdiuz seiz, couh ndaej fatbingh.

Ndok caeuq noh gyoebbaenz ndangvunz gvaenghgyaq caeuq yienghceij, baujhoh dungxndaw ndaw ndangvunz mbouj deng baihrog sienghaih. Ndok noh lij dwg ndangvunz yinhdoengh gi'gvanh. Caiqlix ndaw ndangvunz gij diuzhaeux、diuzraemx、diuzheiq caeuq lohlungz、lohfeiz, cungj baedauq yinhbyaij youq ndaw ndok noh. Ndok noh sonjsieng, ndaej nyexbaenz baihgwnz doeng loh deng saek, yinxfat bingh wnq.

Ywcuengh laihnaeuz, lwed dwg yinhbyaij youq ndaw sailwed, de saekhoengz, miz yingzyangj cozyung. Lwed dwg raemx haeux cingvaz doxgyaux fatbaenz. Raemxlwed dwg ndaej heiq mbwn deih vaqbaenz, baengh heiq mbwn deih ndaej yinhbyaij, gunghawj daengxndang ndoknoh dungxndaw、seiq genga ndanggoet yingzyangj. Saek、cizlieng caeuq soqliengh raemxlwed miz itdingh ciengzdoh, raemxlwed bienqvaq ndaej fanjyingj ok ndangvunz haujlai sengleix caeuq binghleix bienqvaq.

　　Ywcuengh gijheiq cujyau dwg gijheiq ndangvunz. Heiq dwg yiengz, lwed dwg yaem. Heiq dwg rengzdoengh, dwg gunghnwngz, dwg ndangvunz sengmingh rengzlix biujyienh, dwg sengmingh doxgaiq yawj mbouj raen, doiq ndangvunz gig youqgaenj. Ywcuengh duenhdingh it boux vunz dwg mbouj dwg gaenq dai, aeu yawj de dwg mbouj dwg gaenq gatheiq guh diuz baengzgawq gig youqgaenj. Youq gij eiqsei neix, ndaej naeuz ndangvunz sengmingh dwg aeu lwed guhgoek, aeu lwed guhdaeuz, aeu lwed guhyungh, miz bingh couh ywheiq. Heiq dwg ywcuengh linzcangz lijlun youqgaenj ndeu, ndangvunz baengh heiq caeuq lwed veizciz cingqciengz sengmingh vueddoengh, heiqswnh lwedcuk vunz cij ndaej ndangcangq.

Ngeih. Diuzhaeux、diuzraemx、diuzheiq dwg sengmingh cujyau doengloh

　　"Diuzhaeux", cujyau dwg diuzgwnhaeux caeuq dungxsaej daengj diuzsiuvaq hidungj. Gij swnghva suhniuj dungxndaw de youq daep、mbei、mamx. Diuzraemx cujyau dwg lohdoeng ndangvunz baiz raemx、hanh. Raemx dwg goek sengmingh, ndangvunz gauq diuzraemx gwnraemx caeuq baiz raemx, caeuq daihswyienz miz maedciet lienzhaeh. Diuzraemx caeuq diuzhaeux doengzgyaeuj faenriuz, youq ndangvunz gwn doxgaiq haeujbae, ndoetaeu yingzyangj doxgaiq raemx haeux cing'vaz le, gij nyapnyaj lw haenx daj diuzhaeux baizhaex okdaeuj; youq supaeu yingzyangj cauxbaenz raemxmyaiz le, raemxhanh、nyouh lw daengj couh daj diuzraemx baiz okdaeuj. Diuzraemx diuzcez suhniuj dwg mak caeuq rongznyouh. Diuzheiq dwg doengloh ndangvunz caeuq daihswyienz gijheiq doxgyauvuenh, de daj bak ndaeng haeujok, gij gyauvuenh suhniuj dungxndaw de dwg aenbwt. Diuzhaeux、diuzraemx、diuzheiq sam diuzloh doengswnh, diuzcez miz doh, gijheiq ndangvunz couh ndaej caeuq gijheiq mbwn deih baujciz doengzbouh, doxhezdiuz doxdaengh, vunz couh baujciz ndangcangq yienghceij. Danghnaeuz sam diuzloh saekcaet roxnaeuz diuzcez saetdoh, mboujguenj dwg daiq gvaqmauh roxnaeuz mboujcuk, cungj yaek nyexbaenz samheiq mbouj ndaej doengzbouh cix fatbingh. Caenhmiz samheiq doengzbouh, sam diuz loh doengswnh, vunz cij ndaej cingqciengz swnghhoz.

Sam. Lohlungz、lohfeiz cunzbyaij daengxndang、diuzcez ndangvunz doxgaiq、cingsaenz、roxnyinh、naemjngeix daengj sengmingh vueddoengh

Ywcuengh laihnaeuz, lohlungz dwg yinhbyaij lohsienq doxgaiq heiqlwed, lohfeiz dwg fanjwngq lohsienq bouxvunz cingsaenz、naemjngeix、roxnyinh. Bouxcuengh conzdungj laihnaeuz lungz dwg caux raemx, lohlungz youq ndaw ndangvunz dwg doengloh raemxlwed (ndigah miz mbangj ywcuengh youh cwngguh meglwed、 meglungz), gij gunghnwngz de dwg vih dungxndaw ndoknoh yinhsoengq yingzyangj. Lohlungz miz sienqmeh miz ngasienq, habbaenz lohmuengx, budoh daengxndang, baenq bae baenq dauq, cijveih cunghsuh lohlungz youq simdaeuz. Feiz dwg doxgaiq bungqfat、gijsingq de vaiqvit (couhdwg naeuz "vaiq lumj feiz"), roxdaengz cikndat. Ywcuengh laihnaeuz, lohfeiz youq ndaw ndangvunz dwg loh cienz roxnyinh, cijveih cunghsuh de youq "ukgyaeuj". Lohfeiz caeuq lohlungz ityiengh, miz mehsienq miz ngasienq, habbaenz lohmuengx, budoh daengxndang, sawj cingqciengz ndangvunz ndaej youq ndaw seizgan gig dinj, roxnyinh daengz baihrog gak cungj sinsiz caeuq gikcoi, caiqlix ginggvaq cunghsuh "ukgyaeuj" diuzcez, gig vaiq dwk guh fanjwngq, sawj de caeuq baihrog gak cungj bienqvaq doxhab, saedyienh "samheiq doengzbouh"、"vunz caeuq swyenz doxhuz" sengleix doxdaengh. Lohfeiz baez deng saek le, ndangvunz couh mbouj ndaej doiq baihrog sinsiz cingqciengz fanjwngq, mbouj ndaej caeuq ndang ndaw rog vanzging bienqvaq doxhab, couh nyexbaenz fatbingh, boux youqgaenj vanzlij dai bae.

Ywcuengh dawz bouxvunz cingsaenz vueddoengh、gangjvah caeuq naemjngeix naengzlig, gyoebgyonj guh "ukgyaeuj" gunghnwngz. Ndigah famzdwg gijbingh cingsaenz fuengmienh, youq gwnz yw bingh cungj yaek diuzcwngj "ukgyaeuj" gihnwngz. "Ukgyaeuj" dwg bouhgwnz dingjmbwn, vihsang gienznaek, daengxndang ndoknoh heiqlwed、doxgaiq dungxndaw cungj yaek ciepsouh "ukgyaeuj" cijveih, dwg ndangvunz sengmingh cijveih cungsim. "Ukgyaeuj luenh" roxnaeuz "ukgyaeuj vaih" couh baenz cijveih saetlingz、saetloek, nyexbaenz gizyawz dungxndaw gunghnwngz saetdiuz, sawj samheiq mbouj ndaej doengzbouh, yinxfat daengxndang fatbingh vanzlij dai bae. Caenhmiz samdiuz songloh doengswnh, yaem yiengz heiq lwed doxdaengh, samheiq doengzbouh, bouxvunz cij ndaej ndangcangq bingzan cwxcaih, gwndaenj mbouj dingz mbouj duenh.

Ciet Daihseiq Ywcuengh Bingh'aen Binghgei Yozsoz

It. Doeg haw nyex bak bingh

Bouxcuengh lwgminz bonjdeih cujyau gwndaenj youq dieg yayezdai, bungqdaengz ceiq lai dwg doenghduz doenghgo caeuq gijgvangq, yungzheih deng gijdoeg cimqfamh fatbingh. Gangjnaeuz gijdoeg, dwg doiq itciet miz haih nyexbingh yinhsu cungjcwng, miz sadoeg、caengqdoeg、nonguzdoeg、rumzdoeg、cumxdoeg、ndatdoeg、nitdoeg、ngwzdoeg、nondoeg、faexdoeg、nywjdoeg daengj. Ywcuengh laihnaeuz, ndangvunz deng doeg lah fatbingh mbouj fatbingh, yawj rengzdoeg hung iq caeuq ndangvunz cingqheiq giengznyieg. Cingqheiq ndaej cawz gijdoeg, gijdoeg hix ndaej sonjsieng cingqheiq, cingqheiq mbouj ndaej ap heiqdoeg, couh yingjyangj samheiq mbouj doengzbouh, nyexbaenz fatbingh. Doengzseiz, danghnaeuz gijdoeg cimqfamh ndangvunz, sawj "samdiuz"、"songloh" saekcaet, sawj samheiq mbouj ndaej doengzbouh, hix ndaej fatbingh.

Gangjnaeuz haw, dwg naeuz heiq haw roxnaeuz lwedheiq haw. Haw ndaej dwg fatbingh yienzaen, hix ndaej dwg binghleix fanjwngq. Aenvih haw, ndaw ndangvunz yinhvaq naengzlig caeuq fuengzhen naengzlig gaendwk gemjnyieg, yungzheih yinxhwnj gijdoeg baihrog cimqfamh baenz fatbingh. Haw caeuq doeg dwg baenzbingh cujyau yienzaen, ndigah miz gangjnaeuz doeg haw baenz bak bingh.

Ngeih. Yaem yiengz mbouj doxdaengh fatbingh

Ywcuengh laihnaeuz, youq cingqciengz yienghceij lajde, yaem yiengz baujciz hezdiuz doxdaengh, bouxvunz couh ndangcangq, hoeng yaem yiengz baez mbouj doxdaengh, bouxvunz couh fatbingh, yaem yiengz mbouj doxdaengh dwg baenzbingh yienzaen youqgaenj. Yaem yiengz mbouj doxdaengh linzcangz biujyienh miz yaem ak yiengz nyieg、yiengz ak yaem nyieg、yaem yiengz song ak daengj. Yaem yiengz mbouj doxdaengh dwg ywcuengh doiq binghgei cienzmienh gyoebgyonj. Yinxhwnj yaem yiengz mbouj doxdaengh yienzaen miz yienzaen ndaw、yienzaen rog、yienzaen mbouj ndaw mbouj rog lai cungj, yaek gidij vwndiz gidij faensik.

Sam. Heiq lwed saetdiuz fatbingh

Ywcuengh laihnaeuz, heiq caeuq lwed dwg veizciz sengmingh song cungj gihbwnj

11

doxgaiq, heiq caeuq lwed baujciz doxdaengh dwg veizciz ndangvunz ndangcangq gvanhgen, danghnaeuz heiq caeuq lwed mbouj doxdaengh, mboujlwnh dwg daiq lai roxnaeuz daiq noix, cungj ndaej nyexbaenz fatbingh. Ndigah, youq yw bingh gwnz, diuzleix heiq lwed dwg ywcuengh yw bingh cujyau yenzcwz. Yaek doenggvaq gijyw roxnaeuz fwngzfap, sawj heiq lwed doxdaengh hezdiuz, bouxvunz cij ndaej hoizfuk ndangcangq.

Seiq. Samdiuz songloh mbouj doengswnh fatbingh

Ywcuengh laihnaeuz, diuzloh doengswnh, simheiq bingzswnh, vunz cij ndaej ndangcangq, mboujne couh fatbingh. Diuzhaeux, diuzheiq, diuzraemx, lohlungz, lohfeiz cungj dwg doeng cij miz yungh, samdiuz doengswnh, gijheiq ndangvunz couh ndaej caeuq gijheiq mbwn deih baujciz samheiq doengzbouh, bouxvunz cijndaej an'onj ndangcangq. Samheiq baez saekcaet, songloh mbouj doeng, couh deng fatbingh.

Haj. Samheiq mbouj doengzbouh fatbingh

Samheiq mbouj doengzbouh, baugvat ndaw swyienzgyaiq daih vanzging mbwn、 deih、vunz samheiq mbouj doengzbouh caeuq ndaw ndangvunz vanzging iq mbwn、 deih、vunz samheiq mbouj doengzbouh. Mboujguenj dwg vunz caeuq swyienzgyaiq, roxnaeuz ndaw ndangvunz, cungj yaek aeu hezdiuz doxdaengh, samheiq doengzbouh, bouxvunz cij ndangcangq. Danghnaeuz samheiq mbouj doengzbouh, lumjbaenz nit gvaqbouh ndat gvaqbouh、rumz haenq fwn hung, vunz danghnaeuz mbouj ndaej swnh'wngq roxnaeuz ndoj deuz, couh ndaej deng sienghaih fatbingh. Ndaw ndangvunz samheiq hix bietdingh hezdiuz, ndangvunz gak bouh yinhbyaij cingqciengz, bouxvunz cij mbouj miz bingh, mboujne hix ndaej yinx fatbingh. Danghnaeuz ukgyaeuj deng sonjhaih, ndaej yinxbaenz ndanggyad; boux bingh naek aendungx diuz siuvaq, hix ndaej yinxbaenz ngunhmaez, gijneix cungj dwg samheiq mbouj doengzbouh yinxbaenz.

CIENG DAIHSAM YWCUENGH YWMBOK MBOKGOK YWFAP YUNGHCAWQ YIENZLEIX

Ciet Daih'it Ywcuengh Doiq Ywmbok Mbokgok Ywfap Nyinhrox

Aenvih ywcuengh ywmbok mbokgok ywfap gyoebgyonj mbokgok、cimcamz、raemxyw ndatoep daengj lai cungj gifap, gij yunghcawq gihci hix dwg haemq fukcab. Ywcuengh laihnaeuz, ywcuengh ywmbok mbokgok ywfap, ndaejdaengz gij yaugoj haemq ndei, caeuq doeng diuzloh、sawj heiq lwed byaij、diuz yaem yiengz、gej gijdoeg daengj yunghcawq miz doxgven maedciet.

It. Doengdiuz samdiuz songloh

Ywcuengh laihnaeuz, samdiuz songloh dwg ndaw ndangvunz yinh byaij soengq baij heiq lwed daengj doxgaiq veizciz sengmingh vueddoengh, daengz daengxndang sengleix doengloh bae. Samdiuz doengswnh, diuzcez mizdoh, gijheiq ndangvunz couh ndaej caeuq gijheiq mbwn deih baujciz doengzbouh hezdiuz doxdaengh, guhdaengz ndangcangq yienghceij. Danghnaeuz samdiuz songloh mbouj doeng roxnaeuz doengbyaij mbouj swnh, heiq lwed yinhbyaij deng saek, dungxndaw heiqgae saetdiuz, couh nyexbaenz fatbingh. Ndigah ywcuengh yw bingh seiz giengzdiuh diuzdoeng samdiuz songloh, guhdaengz "it doeng bak doeng" yaugoj. Ywcuengh ywmbok mbokgok ywfap, doenggvaq lengqgiz supap gikcoi, boiqhab rengzyw、rengzndat cozyung, guhdaengz coidoeng samdiuz songloh、raeujdoeng meglwed、heiq byaij dingz in cozyung. Samdiuz songloh doengswnh, heiq lwed couh ndaej yinhdoh daengxndang, dungxndaw ndaej rubciengx, gij gunghnwngz vueddoengh ndaej fatok liux, ndaej demgiengz ndangdaej fuengzbingh dingjbingh naengzlig.

Ngeih. Coicaenh heiqlwed yinhbyaij

Ywcuengh laihnaeuz, heiq lwed dwg yingzyangj doxgaiq gig youqgaenj, de rubciengx seiq genga bakgoet、hajcangq roekfuj，danghnaeuz ndangdaej hawnyieg，roxnaeuz gijdoeg nit cumx cimqhaih，gijdoeg siedheiq sienglwed，yinxbaenz heiq lwed yinhbyaij mbouj rengz，cauxbaenz dungxndaw gunghnwngz saetdiuz，yungzheih fatseng myaizcumx roxnaeuz lwedcwk saekcaet，yienh'ok gaiqgawh、gaiqgeng、indot daengj bingh. Ywcuengh ywmbok mbokgok ywfap，doenggvaq lengqgiz supap gikcoi，caiq gya rengzyw、rengzndat cozyung，sawj gijheiq saekcaet doengswnh，guhdaengz coirengz cingqheiq、sawj heiq byaij lwed riuz、vaq cwk sanq duq、siu gawh dingz in cozyung.

Sam. Diuzcez yaem yiengz doxdaengh

Ywcuengh laihnaeuz，youq cingqciengz cingzgvang lajde，ndangvunz gak cujciz、dungxndaw gunghnwngz vueddoengh baujciz mizgei hezdiuz，couh dwg yaem yiengz youq siengdoiq doxdaengh yienghceij. Danghnaeuz cungj doxdaengh yienghceij neix aenvih moux cungj yinhsu deng buqvaih seiz，yaem yiengz couh saetbae siengdoiq doxdaengh，ndangvunz heiqgei hwnjroengz saetciengz，dungxndaw heiq lwed gunghnwngz luenh，gijdoeg swnhgei ciemqfamh couh fatbingh lo. Ywcuengh gijyw mbokgok，it fuengmienh ndaej cawz gijdoeg，lingh fuengmienh ndaej diuhdoengh ndangvunz bonjfaenh diuzhaed gihnwngz，demgiengz baujhoh fanjwngq，guhdaengz rexcingq cawzdoeg、doxdaengh yaem yiengz、giengzndang cangqndang muzdiz.

Seiq. Baizgej gijdoeg ndawndang

Ywcuengh laihnaeuz，youq yaem yiengz mbouj doxdaengh、diuzloh mbouj doeng、samheiq mbouj ndaej doengzbouh cingzgvang lajde，ndangvunz yungzheih deng sa、caengq、guz、doeg、rumz、nit、hwngq、cumx、sauj，huj daengj gijdoeg cimeqhaih，gijdoeg neix yinxbaenz dungxndaw gunghnwngz saetdiuz，baenz lwedsaek、heiqoep、myaizrih、raemxdoengq、hujdoeg daengj doenghgij binghleix. Doenghgij binghleix neix fanj gvaqdaeuj youh ndaej gyanaek dungxndaw heiqgae luenh、samdiuz songloh saekcaet，doeklaeng bak bingh daj neix baenz lo. Ywcuengh ywmbok mbokgok doenggvaq mbokgok le，giz caenhoengq deng'ap，baenz cungj rengz supciemz，dwkhaeuj lengqgiz hezvei roxnaeuz gwnz gizbingh bae，ndaej dawz ndaw ndang gijdoeg、heiqyak、lwedyak daj conghbwndauz naengnoh sup ok rog ndang daeuj，sawj ndangdaej hoizfuk ndangcangq yienghceij.

Ciet Daihngeih　Yienhdaih Yihyoz Nyinhrox

It. Doiq raemxlwed sinzvanz cozyung

Yienhdaih yihyoz laihnaeuz, yungh mbokgok yw bingh seiz, ndaw mbok miz rengzap, sawj lengqgiz sailwedmauzsaeq hamzlwed、sibauhhoengz dek、naengbyau hamzlwed, okyienh bonjfaenh lwedyungz yienghsiengq, gaendwk baenz cujanh caeuq doxgaiq cujanh cungjloih, gaen raemxndang homxriuz daengxndang, cungj liengzsing gikcoi neix ndaej demgiengz dungxndaw gunghnwngz vueddoengh, daezsang rengz dingjbingh ndangdaej. Doengzseiz deng'ap cozyung ndaej sawj lengqgiz sailwed cengqgvangq, coicaenh lengqgiz raemxlwed riuz baedauq, gaijndei hamzlwed yienghceij, gyagiengz sinhcinzdaise, daezsang cujciz sibauh hozliz, gaijbienq lengqgiz cujciz yingzyangj yienghceij; mbokgok lij yingjyangj raemxlwed nemgwddoh, gaijndei raemxlwed riuzbienq yienghceij, sawj lwed riuz gya vaiq, lwed riuzliengh demgya, sawj doenghgij doxgaiq mbouj doengz caeuq doxgaiq daise, lumjbaenz raemxyaemqok、 doxgaiq nyexin、doxgaiq menjyiz、doxgaiq caemcomz menjyiz daengj yungzheih baiz okdaeuj.

Ngeih. Doiq menjyiz gunghnwngz yingjyangj

Mbokgok ndaej demgiengz ndawhamq sailwed doengheiq caeuq sibauhbieg ndwnjgwn vueddoengh, demgiengz ndangdaej rengzndang caeuq ndangvunz menjyiz naengzlig. Miz yozcej yenzgiu biujmingz, ywcuengh ywmbok mbokgok ywfap miz diuzcez bouxbinghhmaz gunghnwngz cozyung, ndaej daezsang sibauh saeqnyieg menjyiz, haed raemxndang daiq rengz haenx menjyiz, couh dwg doiq menjyiz hidungj miz cungj song fuengyiengq liengzsing diuzcez cozyung. Caiqlix lij ndaej gyagiengz linzbah sinzvanz, linzbah sibauh ndwnjgwn naengzlig lai giengz, caiqlix ndaej demgiengz ndangdaej rengz dingjbingh, ndaejdaengz fuengzbingh yw bingh、souhmingh gyaraez cozyung.

Sam. Doiq sinzvanz hidung cozyung

Yenzgiu fatyienh, mbokgok dwg it cungj deng'ap gihgai gikcoi cozyung, deng'ap rengz supciemz hung iq, couh dwg gikcoi giengzdoh hung iq. Mbokgok le yinxbaenz sinzgingh raemxndang diuzcez, ndaej fanjse gaijndei giz binghbienq raemxlwed sinzvanz caeuq sinhcinzdaise. Gij honggaiq mbokgok ywfap gikcoi, lij ndaej doenggvaq diuzloh gaiqgamjsouh naengnoh caeuq gaiqgamjsouh sailwed fanjse, cienz daengz cunghsuh sinzgingh hidungj, diuzcez angqyangz caeuq laeghaed gocwngz, sawj de byaijyiengq doxdaengh, gyagiengz doiq ndangdaej gak bouhfaenh diuzcez caeuq guenjhaed gunghnwngz, sawj gijnaeng gizin doiqwngq cujciz daise hoengh、ndwnjgwn cozyung demgiengz, coicaenh ndangdaej hoizfuk gihnwngz de, sawj bingh cugciemh ndei. Mbokgok lij ndaej yingjyangj sinzgingh cienzyinx suzdu, daezsang sinzgingh A loih cenhveiz angqyangz yiciz, ndigah miz haemq ndei dingz in cozyung.

Seiq. Doiq doxgaiq ndawndang daise yingjyangj

Yenzgiu fatyienh, mbokgok ndaej daezsang ndaw sibauhhoengz SOD (cauhyangjvavuz cizvameiz) suijbingz, doekdaemq raemxlwed LOP、MDA (cihciz goyangjvavuz) suijbingz, gangjmingz mbokgok ndaej mizyauq gaijndei swyouzgih daise luenh, gemjmbaeu swyouzgih doiq ndangvunz sonjhaih, miz itdingh dingj nyieglaux cozyung. Mbokgok lij ndaej cingcawz doxgaiq doeksat ndawndang daise, couhdwg niusudan、niusonh、gihganh, mizleih ndangdaej daj baegnaiq hoizfuk. Gij yenzgiu gezgoj neix, haeujlaeg cingqsaed Bouxcuengh yihyoz laihnaeuz mbokgok miz gyaraez souhmingh、giengz ndang cangq daej cozyung.

CIENG DAIHSEIQ YWCUENGH YWMBOK MBOKGOK YWFAP DAJGUH FUENGFAP

Ciet Daih'it Mbokgok Gaxgonq Dajbwh

It. Guh mbok

1. Genj liuh

Guh mbok yungh gij faexcuk, mbouj hab genj gij faexcuk heu oiq, aenvih de hamz raemx haemq lai, caiqlix cenhveiz soeng, henz congh unq. Cungj mbok neix mboujgaeuq naihyungh, cawj goenj le henz mbok daiq ndat, yungzheih sawj naengnoh logsieng. Hoeng hix mbouj ndaej genjyungh faexcuk rozhenj nienzlaux, aenvih henz mbok de haemq byot yungzheih dek, mbouj naihyungh. Wnggai hab genj ganjcuk henjoiq loq heu、faexgenq haenx, moix go ganjcuk daj goek daengz byai cungj ndaej yungh guh mbok. Itbuen daeuj gangj, ranghdieg Gvangjsij Baksaek ndaem go' gimcuk ceiq lai, genj guh mbok ceiq ndei lo.

2. Gveihgwz

Bak mbok itbuen youq $1 \sim 5$ lizmij, couh ndaej gaeuq mbouj doengz bouhvih mbokgok yungh. Bak mbok haemq iq haenx, hab yungh youq aengyaeuj、seiq genga caeuq giz seiqhenz hohndok, bak mbok haemq hung haenx, ndaej yungh youq dungx、giz laenghwet caeuq giz caekhaex. Aenmbok mbouj hab daiq dinj, hix mbouj ndaej daiq raez, $8 \sim 10$ lizmij couh haemq hab lo. Daiq dinj aenvih gijhoengq ndaw mbok haemq noix, rengzsup hix iq, mbouj yungzheih supciemz gok youq gwnznaeng; dangh daiq raez, aenmbok hix haemq naek, goknem gwnznaeng yungzheih luetdoek.

3. Guh mbok bouhloh

(1) Gawq duenh: Gawq ganjcuk genj ndei haenx baenz mbok, gyaeuj ndeu miz duq, gyaeuj ndeu mbouj miz duq.

(2) Gvet naeng: Aeu cax gvet naengrog aenmbok.

17

（3）Guh luenz：Dat henzrog aenmbok luenz bae，sawj de na 1～2 hauzmij.

（4）Dauz（muz）daej：Dauz bingz dauz luenz bak mbok caeuq daej mbok.

（5）Guh saeq：Aeu ceijsa roxnaeuz gingqvengq saeqmuz henz mbok.

（6）Raen ngaeuz：Aeu doxgaiqnaeng roxnaeuz mboengq dietluenz ngaeuzngub gyaap youq henz mbok，sawj de ngaeuzngub.

（7）Muz bak：Dawz bak mbok muz youq gwnz ceijsasaeq，hawj de ngaeuz，roxnaeuz yungh di youzduh cat bak mbok，caiq log gwnz dietbenj ngaeuz coemh ndathoengz haenx bae，cungj ndaej sawj bak mbok ngaeuz bingz，yienghneix cij mbouj gvetsieng naengnoh，seiz gok hix mbouj yungzheih laeuh heiq. Yienghneix mbok yw bingh yungh haenx gihbwnj guh ndei lo.

4. Mbok moq cawqleix

Aenmbok guh ndei haenx yaek ginggvaq cawqleix，mbok cij naihyungh mbouj yungzheih dek. Ndaej dwk mbok roengz ndaw raemx cawj goenj lai baez，sawj mbok youq gwnzraemx fouz mbouj caem couh ndaej lo. Yienghneix cawqleix le，gijmueg ndaw mbok caeuq henz ndaw mbok couh doq gag bok okdaeuj，ndaej yungh fagnep dawz gij mueg unq ndaw mbok nep okdaeuj.

5. Yocuengq mbok

Mbok guh ndei le，lij yaek haeujsim yocuengq. Mbouj ndaej dawz mbok ciengzseiz cimq ndaw raemx，mbouj dajguh yw bingh haemq nanz seiz，ndaej dawz mbok daj ndawgu lauz hwnjdaeuj，cuengq ndaw lamz ndik raemx hawq bae. Mbouj ndaej cuengq mbok youq henz cauq roxnaeuz cuengq youq rog ranz dak ndit roxnaeuz hawj rumz ci，lau rumz ci ndit dak le henz mbok dek baenz riz.

Ngeih. Bwh doxgaiq mizgven

Cauq meizgi roxnaeuz dienhluz 1 dauq；guhang hung，roxnaeuz guvax，roxnaeuz gugang mbouj hwnjmyaex 2～4 aen.

Sujbaq geij diuz，yungh daeuj ndat oep log swiq gizin roxnaeuz uet gij raemxcimq giz mbokgok haenx.

Nepraez fag ndeu，yungh daeuj nep mbok ndaw gu hwnjdaeuj.

Mbonq yw bingh、eij geij aen.

Siudoeg cimsamlimq geij fag，yungh daeuj camz feuh giz mbokgok.

Siudoeg baengzsa roxnaeuz giuzfaiq，Yungh daeuj uet cengh lwedyaemq giz cim camz.

Gijyw caeuq honggaiq yw gijnaeng logsieng、ngunh gok、ngunh cim daengj liuh mbouj daengz cingzgvang, lumjbaenz gaulogsieng、raemxyw lamzgungq caeuq doxgaiq gipgouq bwhyungh daengj.

Sam. Bwh yw bingh vanzging

Ceiq ndei genj ndawranz vanzging caemdingh、ronghndei、ndawranz raeuj habngamj haenx. Danghnaeuz dienheiq hwngqndat, wnggai sawj ranzyw bingh hoengheiq riuzdoeng, doeng rumz ndei; danghnaeuz dienheiq nit, ndaej boiqbwh sujbaq、mauzdanj daengj, miz diuzgienh ndaej an gunghdiuz. Itbuen yaek bwh ranzyw bingh song fungh doxhwnj, roxnaeuz dan fungh ranzyw bingh yaek yungh gaiqlaengz gekhai, bouxbingh sai mbwk gak youq mbiengj ndeu yw bingh.

Seiq. Bwh ndangyiengh

Habdangq dwk genj ndangyiengh doiq baujcwng yw bingh swnhleih guhsat gig youqgaenj. Cungj yenzcwz dwg yaek sawj bouxbingh roxnyinh cwxcaih, caiqlix mizleih boux mbokgok dajguh. Ciengz yungh ndangyiengh cujyau miz lajneix song cungj:

1. Ninzyiengh

Ciengzyungh ndangyiengh miz ninzai、ninzhoemj ninzngeng. Gij ndangyiengh neix wngqyungh ceiq gvangq, bouxbingh ceiq cwxcaih. Itbuen co damqyw、nienzlaux ndangnyieg、lwgnyez caeuq boux miz gominj, wnggai yungh cungj ndangyiengh neix. Dang gok najaek、aendungx caeuq giz henzrog genga seiz, habyungh ninzai yiengh; gok giz laenghwet、giz laengga seiz, habyungh ninzhoemj yiengh; ninzngeng yiengh habyungh youq daengxndang cawz giz dep mbonq yw gizyawz gak bouhvih.

2. Naenghyiengh

Dang mbokgok bangxmbaq、gennou caeuq gyaeujhoq bouxbingh seiz, yungh cungj naenghyiengh neix.

Genj mbokgok ndangyiengh mbouj dwg cieddoiq, ndaej ciuq cingzgvang genj naenghyiengh, roxnaeuz genj ninzyiengh; roxnaeuz moux cungj ndangyiengh daiq nanz yungzheih naet, ndaej bienqvuenh lingh cungj ndangyiengh, lumj sien genj naenghyiengh, laeng gaij ninzyiengh, roxnaeuz sien ninzyiengh laeng gaij naenghyiengh daengj. Dangh youq gok gyaeuj、hoziu caeuq laenghwet seiz, ndaej genj ninzhoemj yiengh, hix ndaej sawj bouxbingh naj yiengq baizeij, ndaej guh hoemjbamq naenghyiengh, hoemjbamq youq gwnz baizeij.

Haj. Bwhguh raemxyw

Yienhdaih yenzgiu biujmingz, ywdoj cienqcawj le miz daihliengh ywdoj lizswj,

19

mbokgok seiz aeu lizswj daegsing cimq haeuj naengnoh caiq haeuj ndaw ndang bae. Ywdoj lizswj haeujbae, ndaej sawj gizlaeg ndatdoh, ciuq mbouj doengz gijyw gunghnwngz fatok gejdoeg, siugawh, dingz in daengj cozyung.

（1）Cinz Licuz lauxywcuengh gij raemxyw cienqcawj mbok, gihbwnj danyw gyoebbaenz lumj lajneix: Gaeunyinzhaeux 30 gwz, samcienzsam 30 gwz, hajcaujfung 30 gwz, samgakfung 50 gwz, batgakfung 50gwz, nywjcougaen 20 gwz, mauxdanhaeu 30 gwz, gocijcwz 40 gwz, yiengfuzrin 20 gwz, gaeuhaexgaeq 30 gwz.

Gijyw baihgwnz neix gya raemx 5000 hauzswng, cienqbaenz raemxyw, cimqcawj mbok.

（2）Cienqcawj raemxyw seizgan yawj binghcingz daeuj dingh. Danghnaeuz gijyw yw rog in caenh cawj goenj geij faen cung couh ndaej lo, danghnaeuz dwg gijyw yw binghmenh, itbuen yaek cawj 15～20 faen cung.

（3）Aenmbok dwk roengz ndaw raemxyw cawj goenj haenx cimqcawj 5～10 faen cung couh ndaej sawjyungh lo. Itbuen moix danyw ndaej yw bingh 15～20 vunz mbat, yienzhaeuh caiq vuenh lingh fuk yw.

（4）Raemxyw yungh daeuj cawj mbok, ndaej yawj gijbingh mbouj doengz genjyungh gijyw mbouj doengz. Aeu yw binghmaz guh laeh: Ywcuengh laihnaeuz, binghmaz cujyau binghyiengh dwg nyinz ndok noh hohndok nanqin, mazmwnh naeksaeg, iet ngaeu mbouj lingz, foeghung, vanzlij hohndok bienqyiengh, byaij loh hojnanz. Itbuen laihnaeuz, gij doegyak（ bauhamz rumzdoeg, cumxdoeg, sadoeg, ndatdoeg, nitdoeg daengj）ciemqhaeuj ndangvunz, caiq gya ndangdaej nyieg rengz dingj doeg nyieg, doegyak ndaej swngzseiq ndang nyieg haeujbae, saekcaet samdiuz songloh, sawj mbwn deih vunz samheiq mbouj ndaej doengzbouh, heiq lwed yinhbyaij mbouj doengswnh, saekcaet youq nyinz ndok noh hohndok baenz "fatmaz". Binghmaz youq linzcangz gwnz cujyau faen nitmaz caeuq ndatmaz song cungj loih. Danghnaeuz linzcangz biujyienh dwg hohndok hoengzgawh, cikndat indot, bungz hwngq engqgya indot, bungz nit gemj mbaeu, couh dwg cungj bingh fungheiq ndatmaz; danghnaeuz linzcangz biujyienh dwg hohndok gawh'in, mbouj hoengz mbouj ndat, bungz nit engqgya indot, bungz ndat gemj mbaeu, couh dwg bingh fungheiq nitmaz. Raeuz ndaej yawj mbouj doengz binghyiengh genjyungh danyw fungheiq nitmaz roxnaeuz danyw fungheiq ndatmaz.

Danyw cawj mbok fungheiq nitmaz:

Gocijcwz 40 gwz, gaeunyinzhaeux 30 gwz, gaeuhaexgaeq 30 gwz, samgakfung 50 gwz, batgakfung 50 gwz, samcienzsam 30 gwz, yiengfuzrin 20 gwz, goujhohfung 20 gwz、siujcon 40 gwz、hajcaujfung 30 gwz.

Danyw cawj mbok fungheiq ndatmaz:

Binhlangzcon 40 gwz，gaeunyinzhaeux 30 gwz，hajcaujfung 30 gwz，samgakfung 50 gwz，gaeuhaexgaeq 30 gwz，nywjcougaen 20 gwz，gaeunyinzgvangq 50 gwz，mauxdanhaeu 30 gwz，dungzcon 30 gwz，batgakfung 50 gwz.

（5）Ciuq raeuz linzcangz gingniemh，itbuen gangj，danghnaeuz gij binghyiengh bouxndatdoeg haemq youqgaenj couh genjyungh mbawva'ngaenzdoj、golinzgaeq、mauxdancwx daengj daeuj cingndat gejdoeg；baeznong baezgawh，couh genjyungh gonongraenyou、batgaklienzbwn、danghgveih、yuijyangh、mozyoz、bwzcij daengj gijyw daeuj gok doeg siu gawh；rumzndat dwgliengz，couh genjyungh vadauzdeih、bohoz、sizyanghruz、lenzgyau daengj gijyw daeuj doengrumz cingndat；ae baeg myaiz lai，ndaej yungh siendauzrin、bwzbugwnh、bwzcenz、bucuzlinz daengj gijyw daeuj dingzae bingzbaeg vaqmyaiz；fungheiq mazin，couh genjyungh gaeunyinzhaeux、gaeuhaexgaeq、samgakfung、batgakfung、samcienzsam、yiengfuzrin、goujhohfung daengj gijyw daeuj doeng diuzloh、byaij heiq lwed，cawz rumz cawz cumx dingz indot.

Ciet Daihngeih　Ywcuengh Ywmbok Mbokgok Ywfap
Dajguh Bouhloh

1. Cawj mbok

Dwk mbok roengz ndaw raemxyw bae，cawjgoenj 5 faen cung bwhyungh.

2. Gok baez daih'it

Yawj giz mbokgok genjdingh mbok hung iq habngamj，lauz hwnjdaeuj vad cengh raemxnaed（hix ndaej vaiq dwk yungh sujbaq siudoeg daeb ndei haenx，uet bak mbok baez ndeu，sup gij raemxyw bae，doekdaemq bak mbok vwnhdu caeuq baujciz heiqndat ndaw mbok），doq vaiq dwk goeb daengz giz genjdingh haenx，ndaej 10 faen cung couh dawz mbok roengzdaeuj.

3. Oepndat baez daih'it

Cimq sujbaq siudoeg roengz ndaw raemxyw ndat bae，lauz hwnjdaeuj niuj hawq，daengj gijndat habdangq seiz oep youq giz mbokgok，ndaej 3 faen cung couh dawz roengzma. Lumj fuengfap baihgwnz caiq oep 3 faen cung.

4. Cimsamlimq feuh camz

Youq giz mbokgok guh cangzgveih siudoeg le，yungh cimsamlimq siudoeg youq gwnznaeng giz mbokgok feuh camz（0. 2～0. 3 lizmij）3 cim，lengqgiz miz di yaemq lwed couh ndaej lo.

5. Mbokgok baez daihngeih

Aeu mbok cawj ndat haenx caiq gok giz cim camz. Ndaej 10 faen cung couh dawz mbok roengzma, yungh giuzfaiq siudoeg mad cengh rizlwed giz cim camz.

6. Oepndat baez daihngeih

Dajguh doengz oepndat baez daih'it.

7. Louz mbok

Louz mbok seizgan itbuen dwg 10 faen cung baedauq. Boux binghcingz mbaeu、 baenzbingh seizgan mbouj nanz, louz mbok seizgan ndaej noix di, 5～8 faen cung couh ndaej lo; binghcingz naek、 boux baenzbingh seizgan nanz, louz mbok seizgan ndaej nanz di, ndaej louz mbok 10～15 faen cung.

8. Liuzcwngz

Mbokgok yw bingh liuzcwngz dwg yawj bingh mbouj doengz caeuq binghcingz naek mbaeu caeuq bingh seizgan nanz dinj daeuj dingh. Itbuen daeuj gangj, binghgip lumj dungxsaejndat binghgip、dwgliengz daengj, moix ngoenz yw bingh mbat ndeu, danghnaeuz binghyiengh gyanaek, ndaej youq genj giz mbokgok mbouj doengz cingzgvang lajde, moix ngoenz yw bingh 2～3 mbat. Binghmenh ndaej moix ngoenz roxnaeuz geij ngoenz mbokgok mbat ndeu, laebdaeb yw bingh 10 mbat guh aen liuzcwngz ndeu, danghnaeuz loihfungheiq hohndokin daengj binghmenh, yaek laebdaeb yw bingh 3～5 aen liuzcwngz, vanzlij engq lai. Danghnaeuz youq ndaw yw bingh gocwngz, bouxbingh gag roxdaengz daengxndang naiq mbouj miz rengz, genga nanqunq, ndaej camhseiz dingz mbokgok yw bingh sam haj ngoenz, daengj gij mbouj cwxcaih baihgwnz lwnh haenx siucawz le, caiq laebdaeb guh yw bingh.

CIENG DAIHHAJ   YWCUENGH YWMBOK MBOKGOK YWFAP AEU HEZVEI FUENGFAP

Ciet Daih'it   Ciengzyungh Aeu Hezvei Fuengfap

It. Damqbingh aeu hezvei fuengfap

Guh mbokgok gaxgonq, sien yaek mingzbeg damqdingh, yienzhaeuh yawj gijbingh bingh'aen, binghgei daegdiemj genj habsik hezvei. Lungz Yigenz lauxywcuengh youq lwnhgangj damqbingh aeu hezvei neiyungz seiz naeuz: "Mwngz rox doeghaih youq gizlawz ? Siengzcam saeqdamq yawj faenmingz, loh riz ndaej lwgda duenqdingh, gijbingh mboujmingz ndawloh damq." Ndaw vah gangj "siengzcam" couhdwg siengzsaeq binghsij, fatbingh ginggvaq caeuq binghyiengh daengj. "Saeqdamq" dwg doenggvaq siengzsaeq bungqdamq cazra conghbingh. "Lwgda duenqdingh" couhdwg yawjdamq, doiq gijbingh loh youq baihrog haenx, ndaej doenggvaq yawjdamq daeuj duenqdingh. "Gijbingh mboujmingz ndaw loh damq", dwg naeuz gijbingh mbouj cingcuj, ndaej fanjwngq youq naengndang, wnggai doenggvaq naenx（bungqdamq）naengndang doxngamj megloh caeuq hezvei daeuj cazra giz fanjwngq. Ywcuengh ywmbok mbokgok ywfap, dingzlai dwg yawjnaek faenbied bingh dajyw, doengzseiz hix yawjnaek bencwng dajyw. Aeu hezvei seiz, yaek ginggvaq "siengzcam"、"lwgda duenqdingh"、 "saeqdamq", mingzbeg dwg maz binghyiengh, dwg binghnit roxnaeuz binghndat, dwg binghyaem roxnaeuz binghyiengz, dwg yaksaed roxnaeuz dwg cingqhaw, yienzhaeuh "cimh loh" aeu hezvei, yienghneix cij ndaej miz muzdiz yw bingh, yw deng gijbingh.

Ngeih. Yawj samdiuz songloh cunzbyaij bouhvih aeu hezveimeh fuengfap

Ywcuengh laihnaeuz, samdiuz songloh budoh daengxndang, yinhbyaij daengxndang heiq lwed, lenzloz dungxndaw genga, dwkdoeng gwnz laj ndaw rog, sawj ndangvunz gakbouh doxhezdiuz, fatok ndangvunz gak cungj sengleix gunghnwngz. Dang ndangvunz fatbingh seiz, samdiuz songloh youh ndaej dwg loh cienz doegyak; doengzseiz binghbienq hix ndaej daj samdiuz songloh fanjyingj youq naengndang, youq naengndang giz hezvei doxngamj okyienh mbouj doengz fanjwngq, lumj miz mazmwnh, gaiqgawh, indot, nanqcengq roxnaeuz raetnaeng, bienqsaek daengj（ywcuengh cwngguh dipgyaep）. Ywcuengh laihnaeuz, gij dipgyaep mbouj doengz neix, ciengzciengz dwg dieg youq doegyak caeuq goekgaen doegyak cienz bae. Ywcuengh ywmbok mbokgok aeu hezvei seiz, itbuen sien damqra gij dipgyaep mbouj doengz haenx, aeu hezveimeh guh yw bingh yungh. Hezveimeh baez mbouj miz, doegyak couh mbouj miz giz ndoj ndang, gijbingh couh gaendwk yw ndei.

Sam. Yawj giz binghbienq caeuq giz laenzgaenh aeu hezvei fuengfap

Ywcuengh laihnaeuz, dingzlai hezvei cungj ndaej yw gij binghyiengh youq giz hezvei caeuq giz laenzgaenh haenx. Ndigah dang miz giz fatseng binghbienq seiz, couh ndaej youq lengqgiz roxnaeuz giz laenzgaenh, ra aeu hezvei guh mbokgok yw bingh. Dang bingh'in caenh youq it maeuq roxnaeuz nanangq daengz gizwnq seiz, ndaej youq giz binghbienq haenx caeuq seiqhop de aeu doxngamj hezvei, langh giz laenghwet indot, couh youq laenghwet aeu hezvei, lumjbaenz dahwet, gyazcizhez; langh binghbienq youq giz hohndok, hix ndaej riengz hohndok seiqhop doengzseiz gok lai aen hezvei, lumjbaenz hohndokmbaq seiqhop fatyienz, ndaej youq hohndokmbaq naj, laeng, gwnz sam mienh aeu hezvei doengzseiz gok; danghnaeuz binghbienq riengz sinzgingh byaij, couh ciuq giz sinzgingh byaij mbokgok, lumjbaenz ndoksej sinzgingh in, ndoknaengh sinzgingh in daengj. Danghnaeuz binghbienq lengqgiz miz conghbingh fatyienz, naeng dengsieng, biuj roxnaeuz gi'gvanh youqgaenj, couh yaek senjdeuz gizhaenx, vuenh aeu hezvei laenzgaenh.

Seiq. Yawj mbouj doengz binghyiengh aeu hezvei fuengfap

Danghnaeuz diemheiq hidungj fatbingh, aeu hezvei funghmwnz, feiyiz, funghfuj, siuvaq hidungj fatbingh aeu hezvei bizyiz, veiyiz, cunghvanj, sangvanj, danjyiz, ciyangz, miniu hidungj fatbingh, aeu hezvei sinyiz, rongznyouh, cunghgiz, gvanhyenz, sinzvanz hidungj fatbingh, aeu hezvei sinhyiz, bizyiz, sinzdau, lingzdaiz, neifwnhmi hidungj fatbingh, aeu hezvei sinyiz, ganhyiz, bizyiz, gvanhyenz, sinzgingh hidungj fatbingh, aeu hezvei sinhyiz, sinzdau, lingzdaiz, ganhyiz, sinyiz, yinhdoengh hidungj fatbingh, aeu hezvei genhyiz, genhcinh, genhcunghyiz, sinyiz, cibenh, vanzdiu, fuzdu, funghsi, yangzlingzcenz, bizyiz, yangzgvanh, ahsiyez daengj.

Haj. Daegdingh hezvei aeu hezvei fuengfap

Linzcangz saedhengz ndaw fatyienh, ndangvunz miz mbangj hezvei cozyung sienghdoiq miz daegbied, neix couh dwg hezvei daegbied yw bingh cozyung. Lumjbaenz dacuih、sinhcuyez hezvei ndaej doiqndat, ciyinhhez ndaej giujcingq daihvih, daiyangzhez ndaej dingz gyaeujdot, daengxndang hawnyieg ndaej aeu cuzsanhlij、gvanhyenz hezvei, binghhezyazsang ndaej aeu gizciz hezvei, dungxsiq ndaej aeu bizyiz、denhsuh hezvei, nyinz noh indot ndaej aeu yangzlingzcenz hezvei daengjdaengj.

Roek. Gingniemh aeu hezvei fuengfap

Ciuq Gvangjsih miz mingz lauxywcuengh Lungz Yigenz cojcienz gingniemh aeu hezvei fuengfap, fanz bingh dwg binghnit roxnaeuz binghyaem, linzcangz biujyienh ok lau nit fatnit, roxnaeuz gizin gawh gvangq haengj raeuj, gig indot daengj binghyiengh, cujyau ra aeu fwngz hezvei. Danghnaeuz dwg binghndat roxnaeuz dwg binghyiengz, linzcangz biujyienh lengq giz roxnaeuz daengx ndang fatndat, roxnaeuz gizin hoengzgawh, bungq couh indot, cujyau ra aeu laengndang hezvei. Famzdwg cungj bingh reuqsuk gyad, cujyau ra aeu hezvei giz noh reuqsuk gyad haenx. Fanz bingh'indot, cujyau ra aeu hezvei gizin caeuq giz laenzgaenh. Fanzdwg bingh mazmwnh mbouj rox, cujyau ra aeu diemj cungqgyang giz megloh haenx. Fanzdwg gaiqgawh aeu lengqgiz meizvahhez, doenghgij bingh gyak caeuq naengcimj, aeu lengq giz lenzvahyeh roxnaeuz gveizvahhez. Fanzdwg doenghgij binghhumz, cujyau aeu hezvei giz sien humz.

Ywcuengh ywmbok mbokgok youq ra hezvei seiz, ciengzciengz mbouj dwg cungj dog ra hezvei fuengfap, dwg baihgwnz lwnh geij cungj fuengfap doxgyoeb yinhyungh. Aeu binghmaz aeu hezvei fuengfap guh laeh, itbuen sien damqbingh aeu hezvei, couhdwg sien faen binghnit binghndat, langh dwg binghnit, cujyau aeu hezvei fwngz, langh dwg binghndat, cujyau aeu hezvei laengndang. Yienzhaeuh riengz samdiuz songloh cazra diemjgiet, caiq youq giz diemjgiet aeu meizvahhez. Langh indot riengz sinzgingh byaij, ndaej riengz sinzgingh lohyiengq aeu hezvei, lij ndaej boiqhab gingniemh hezvei、daegdingh hezvei daengj, yienghneix cijndaej yw bingh yaugoj haemq ndei.

Ciet Daihngeih　Hezvei Dinghvih Fuengfap

Yw bingh yaugoj caeuq aeu hezvei deng mbouj deng miz gvanhaeh gig daih, ndigah linzcangz canghyw wnggai rox hezvei dinghvih fuengfap. Hezvei dinghvih fuengfap ndaej faen guh ndokdoh faenconq fap、lwgfwngz doengz ndangconq fap、rog ndang swhyienz byauhci dinghvih fap sam cungj. Lajneix ciengzsaeq gangj：

It. Ndokdoh faenconq fap

Cungj fuengfap neix ciuhlaux cwngguh "ndokdoh fap"，couhdwg aeu hohndok guh cujyau byauhci，rau daengxndang gak bouhvih hung iq、raez dinj，caiqlix ciuq gij cikconq de ciuq beijlaeh caeksuenq guh byauhcinj. Cungj fuengfap neix habyungh youq bouxbingh ndangdaej mbouj doengz、bisoq mbouj doengz. Rog ndang gak bouhvih ciengzyungh ndokdoh faenconq fap yawj biuj 1.

biuj 1   rogndang gak bouhvih ciengzyungh ndokdoh faenconq fap

bouhvih	diemj haidaeuz gatsat	cikconq	gienjdan gangjmingz
aengyaeuj	henzbien byoem baihnaj daengz henzbien byoem baihlaeng	12 conq	dang byoemgyaeuj noix，henzbien byoemgyaeuj gonq laeng mbouj cingcuj seiz，ndaej daj meizsim daengz laenghoz ceiq sang daihcaet hoh ndokhoz henzlaj guh 18 conq（ndawde meizsim daengz henzbien baihnaj dwg 3 conq，laj henzbien byoem baihlaeng hix gya 3 conq）
	najbyak song gok byoem cungqgyang	9 conq	
	laengrwz song cij ndokdoed cuengqgyang	9 conq	yungh youq aen'gyaeuj baevang aeu hezvei
giz dungx aek	ndokaek gumh gwnz daengz aekmboep lienzhab	9 conq	giz aek ndoksej aeu hezvei，linzcangz gwnz ciengz aeu ndoksej sueng，moix diuz ndoksej cietsuenq 1. 6 conq
	aekmboep lienzhab daengz gyang saejndw	8 conq	
	gyang saejndw daengz cijguz lienzhab henzgwnz	5 conq	aek dungx ciuq song cik rau，baevang aeu hezvei seiz，aeu neix guh baengzgawq，ndaej ciuq song cij cungqgyang guh 8 conq cietrau，mehmbwk aeu ndokgvaengzgiengz gyangsienq guhcinj、cijguz raez dwg bingz cijguz henz gwnz song luengq dungx cungqgyang gijraez
	song cij cungqgyang	8 conq	
		8 conq	
giz laenghwet	daihcaet hoh ndokhoz henzlaj daengz ndokveijdij ndokleq henzndaw	21 conq 6 conq	giz laenghwet ciengz aeu gizdoed ndoksaen guh byauhcinj，ndokleq henzndaw cikconq guh bavang cietrau

Biuj ciep gwnz

bouhvih	diemj haidaeuz gatsat	cikconq	gienjdan gangjmingz
giz henzndang	lajeiq daengz ndoksej henz ceiq daemq（gokaek）	12 conq	ndoksej henz ceiq daemq ciengz aeu daih cib it ndoksej guhcinj
	henz ndoksej ceiq daemq daengz ndokbuenz giz sang	9 conq	gij cikconq neix guh gizhaenx cigdaengj cietsuenq
gen	lajeiq gyaeuj riznaj daengz gengoenh rizvang	9 conq	yungh youq genfwngz cikconq cietsuenq
	hohgen rizvang daengz gengoenh rizvang	12 conq	
ga	cijguz henzgwnz daengz ndokbuenz baihndaw henzgwnz	18 conq	yungh youq henzndaw ga gingmeg aeu hezvei
	ndokgahengh baihndaw giz ndok doed henzlaj daengz duqbaeu baihndaw giz sang	13 conq	
	ndokbuenz gizvan（dacienjswj）daengz gyaeujhoq rizvang	19 conq	yungh youq ga henzrog aeu hezvei. doengciengz ndaej aeu caekhaex rizvang daengz gyaeujhoq rizvang dwg 14 conq
	gyaeujhoq rizvang daengz duqbaeu baihrog giz sang	16 conq	
	duqbaeu baihrog giz sang daengz aidin	3 conq	

Ngeih. Lwgfwngz doengz ndangconq fuengfap

Bouxvunz lwgfwngz raez caeuq gvangq geijlai caeuq bouhvih wnq miz itdingh beijlaeh gvanhaeh, cungj fuengfap neix couh dwg ciuq gij daegdiemj daeuj guh, dwg yungh bouxbingh lwgfwngz raez gvangq geijlai, daeuj doiq hezvei rau dinghvih. Cungj fuengfap neix hix ndaej ciuq bouxbingh ndangdaej mbouj doengz, youq ginggvaq faenbouh swnggemj cietsuenq gihcuj gwnzde, bouxcanghyw yungh lwgfwngz cihgeij beijrau aeu hezvei, youh cwngguh "lwgfwngz conqfap".

1. Lwgfwngzgyang doengz ndangconq

Dwg cungj fuengfap lwgfwngz beijraufap ndawde haemq ciengzyungh ndeu. Itbuen aeu lwgfwngzgyang utvan seiz, hohgyang baihndaw song gyaeuj vegriz cungqgyang guh 1 conq. Cungj fuengfap neix habyungh youq giz seiq gen ga caeuq baihlaeng ndoksaen guh baevang conq rau.

2. Lwgfwngzmeh doengz ndangconq

Couhdwg lwgfwngzmeh hohndok vangdoh guh 1 conq. Cungj fuengfap neix yungh youq giz seiq gen ga cikconq aeu hezvei.

3. Lwgfwngz vang doengz ndangconq

Cungj fuengfap neix youh cwngguh "it fou" fap. Sawj bouxbingh lwgfwngzyinx、 lwgfwngzgyang、 lwgfwngzcaemj、 lwgfwngzcod haepgaenj, aeu seiq lwgfwngz haepgaenj le, lwgfwngzgyang daihngeih hoh giz rizvang doxdoengz vang gvaqbae guh 3 conq. Cungj fuengfap neix lai yungh youq ga、 dungxbongz caeuq baihlaeng cikconq aeu hezvei.

Sam. Rogndang swhyienz byauhci dinghvih fap

Cungj fuengfap neix cujyau ciuq ndangvunz rogndang cekbuq gezgou miz daegcwng bouhvih haemq yienhda, lumj mboepgumh、 doedhwnj、 luengqgeh、 giznyaeuq（lumj vujgvanh、 saejndw、 aencij、 gyaepfwngz、 gyaepdin、 noh gizmboep、 nohgienq loh okdaeuj haenx、 naengnoh giznyaeuq daengj ） aeu dingh hezvei fuengfap. Cungj fuengfap neix daihgaiq ndaej faen guh dinghmaenh byauhci caeuq vueddoengh byauhci song cungj.

1. Dinghmaenh byauhci

Couhdwg mbouj yungzheih souh ndangvih senjdoengh yingjyangj, dinghmaenh mbouj noddoengh byauhci, lumj vujgvanh、 bwnbyoem、 gyaepdin （gyaepfwngz）、 saejndw、 aencij、 hohndok doed caeuq mboep、 gijnoh doedhwnj daengj bouhvih guh aeu hezvei byauhci. Ndangdaej haemq yienhda byauhci, lumj song meizda cungqgyang aeu yindangzhez; song aencij cungqgyang （ couhdwg lienzsienq cungqgyang ） dwg danzcunghhez; giz henz saejndw lizgyae 2 conq, caiqlix caeuq saejndw doxdaengh dwg denhsuhhez; ndokgahengh iq gyaeuj iq （ couhdwg gahengh mbiengj baihrog, gyaeuj gaenh gyaeujhoq doedhwnj haenx ） baihnaj henzlaj dwg yangzlingzcenz hezvei; ngaemgyaeuj seiz, mboenqhoz giz ceiq sang daihcaet hoh ndokhoz doedhwnj baihlaj, dwg dacuihhez; ndokleq laj gok bingz daihcaet ndokaek doedhwnj haenx, dwg ciyangzhez daengj.

2. Vueddoengh byauhci

Dwg naeuz aeu itdingh dungcoz yienghceij le, okyienh byauhci yienhda, lumj hohndok、 gijnoh、 naengnoh youq vueddoengh le, okyienh miz congh、 mboepgumh、 nyaeuq daengj, aenvih de youq doenghdanh cingzgvang lajde, okyienh siengdoiq dinghmaenh byauhci, guh aeu hezvei baengzgawq, ndigah cwngguh vueddoengh byauhci. Ciengzraen miz gaem gaemxgienz gyaeuj rizvang aeu houhihhez; van gyaeujhoq ndokgoeb henzlaj song mbiengj ndaw mboepgumh aeu sizyenjhez; aj bak le naj dujrwz gizmboep aeu dinghgunghhez; van hohgen youq giz gyaeuj rizvang aeu gizcizhez; ndiengq mehfwngz hwnjdaeuj, youq mehfwngz raez、mehfwngz dinj nohgienq iet cungqgyang（couhdwg ndiengq mehfwngz hwnjdaeuj le, song diuz nyinz soj gabbaenz gizmboep）ndaej aeu yangzhihhez, daengjdaengj.

3. Gienjbienh aeu hezvei fuengfap

Cungj fuengfap neix aeu hezvei haemq gienjbienh, linzcangz lai miz yinhyungh. Lumj yungh swix gvaz song fwngz bakguk gyauca, fwngz ndeu lwgfwngzyinx naenx youq lingh fwngz gengoenh baihlaeng giz ndok sang baihgwnz cingqgyang, youq lwgfwngzyinx giz soem miz giz mboep iq ndeu, couhdwg lezgezhez; buenq gaem gienz, aeu lwgfwngzgyang fwngz soem naenx youq gwnz daih'it rizvang angjfwngz, couhdwg lauzgunghhez. Song gen swhyienz cuengq roengzdaeuj, youq giz caekhaex henzrog lwgfwngzgyang fwngzsoem daengz haenx, couhdwg funghsihez; van hohgen cuengq mbaq seiz, giz hohgen soem soj doiq aek ndoksej, couhdwg canghmwnzhez, song gok rwz cig hwnj lienzsienq diemj cungqgyang, couhdwg bwzveihez, daengjdaengj.

4. Aeu diemj in guh hezvei roxnaeuz aeu giz gawh guh hezvei dinghvih fuengfap

Aeu diemj in guh hezvei, youh heuhguh "ahsihez", youq guh ywcuengh ywmbok mbokgok seiz, hix dwg haemq ciengzseiz yungh aeu hezvei fuengfap, itbuen mbouj dwg dan aeu giz hezvei ndeu, cix dwg aeu seiq giz hezvei, lumj nohhwet indot, couh youq giz nohhwet indot henzgwnz aeu song giz hezvei; aeu giz gawh guh hezvei, itbuen aeu dingjgyaeuj gaiqgawh guh hezvei, lumjbaenz bingh baezhangxrog, aeu dingjgyaeuj baezhangx guh hezvei.

Ciet Daihsam Ciengzyungh Hezvei Dinghvih

Linzcangz ciengzyungh hezvei dinghvih yawj biuj 2.

biuj 2 Linzcangz ciengzyungh hezvei dinghvih

hezvei mingz	dinghvih
1. giz aen'gyaeuj	
bwzvei	dangqnaj dinbyoem cingqgyang yiengq baihlaeng 5 conq
sangsingh	dangqnaj dinbyoem cingqgyang cig hwnj 1 conq
yinzcungh	giz cungqgyang gumz yinzcungh gaenh conghndaeng
cancuz	youq meizda gyaeuj henzndaw, giz cietriz gwnz gvaengzda
genzliuz	gokda rog cig roengz, cingqmingj henzlaj ndaw mboepgumh
swhcuzgungh	meizda gyaeuj rog giz mboepgumh
yizfungh	rwznengh baihlaeng, gok gimzhangz caeuq cijdoed cungqgyang ndaw giz mboep
yangzbwz	meizda baihgwnz 1 conq, cig doiq lwgbaed
funghciz	baihlaeng dinbyoem cingqgyang cig yiengq baihgwnz 1 conq, veq henz 1. 5 conq, daihgaiq dang'aek aencij nohdoed caeuq nohsezfueng gyaeujgwnz cungqgyang ndaw mboepgumh
hozliuz	conghndaeng henzrog cig roengz, bingz giz yinzcunghhez
yingzyangh	youq yiebndaeng henzrog diemjgyang veq henz, cingq luengq ndaeng naengbak
swbwz	da cingq yawj, lwgbaed cig roengz laj, dang gvaengzda ndaw mboepgumh
giliuz	da cingq yawj, lwgbaed cig roengz laj, giz caeuq yiebndaeng henzlaj doxdaengh
dicangh	giz daihgaiq henz gokbak 0. 4 conq
douzveiz	gok najbyak dinbyoem cig hwnj 0. 5 conq
ya'gvanh	cingqmingj vangungj caeuq najbyak baihlaj cungqgyang ndaw mboepgumh, haep bak miz congh, aj bak congh couh haep
gyazceh	gok gimzhangz dangqnaj baihgwnz lwgfwngz gvangq ndaw mboepgumh, gwnz laj heuj haeb gaenj seiz, youq doedhwnj haebnoh giz sang
dayingz	youq gok gimzhangz baihnaj laj 1. 3 conq, giz henznaj haebnoh dawz
cwngzciengh	gimzhangz naengbak ndawmboep cingqgyang
ngwzcungh	giz najbak sienq cingqgyang, giz song meizda cungqgyang cig hwnj 1 conq
yindangz	song gyaeuj meizda cungqgyang
bizdungh	giz dingjgyaeuj gwnz luengq ndaeng naengbak
yizyauh	youq cungqgyang meizda
daiyangz	rieng meizda caeuq gok da rog cungqgyang yiengq laeng daihgaiq 1 conq giz ndaw mboepgumh

Biuj ciep gwnz

hezvei mingz	dinghvih
genhcwng	giz rwznengh baihnaj 0. 5～1 conq
sinhsiz	youq giz hoz daihsam daengz daihseiq hoh ndokhoz cungqgyang veqhai 1. 5 conq
sinhsez	daihseiq ndokhoz vangdoed gyaeuj soem, nohsezvang henzrog
swsinzcungh	youq bwzveihez gonq、laeng、swix、gvaz gak veqhai 1 conq
2.　giz aendungx	
cunghfuj	baihnaj sienq cingqgyang veq henz 6 conq, bingz daih'it diuz ndoksej giz gekluengq
yinzmwnz	baihnaj sienq cingqgyang veq henz 6 conq, ndoksuj henzlaj
gihu	ndoksuj henzlaj, baihnaj sienq cingqgyang veq henz 4 conq
gufangz	daih'it ndoksej gekluengq, baihnaj sienq cingqgyang veq henz 4 conq
vuzyiz	daihngeih ndoksej gekluengq, baihnaj cingqgyang sienq veq henz 4 conq
yinghcangh	daihsam ndoksej gekluengq, baihnaj sienq cingqgyang veq henz 4 conq
yujgwnh	daihhaj ndoksej gekluengq, aencij cig roengz
sizdou	daihhaj ndoksej gekluengq, baihnaj sienq cingqgyang veq henz 6 conq
denhhih	daihseiq ndoksej gekluengq, baihnaj sienq cingqgyang veq henz 6 conq
yunghyangh	daihsam ndoksej gekluengq, baihnaj cingqgyang sienq veq henz 6 conq
couhyungz	daihngeih ndoksej gekluengq, baihnaj sienq cingqgyang veq henz 6 conq
dabauh	gwnz gyangsienq lajeiq, ndaw gekluengq daihroek ndoksej
sinzfungh	daihseiq ndoksej gekluengq, baihnaj sienq cingqgyang veq henz 2 conq
lingzhih	daihsam ndoksej gekluengq, baihnaj sienq cingqgyang veq henz 2 conq
sinzcangz	daihngeih ndoksej gekluengq, baihnaj sienq cingqgyang veq henz 2 conq
denhciz	daihseiq ndoksej gekluengq, aencij henzrog 1 conq
denhduz	ndokaek gwnz mboepgumh cingqgyang
vazgai	baihnaj cingq sienqgyang, diemjgyang gok ndokaek
yidangz	baihnaj cingq sienqgyang, bingz daihsam ndoksej gekluengq
danzcungh	baihnaj cingq sienqgyang, bingz daihseiq ndoksej gekluengq
giuhveij	giemqdoed laj, saejndw gwnz 7 conq
sangvanj	saejndw gwnz 5 conq
cunghvanj	saejndw gwnz 4 conq
genlij	saejndw gwnz 3 conq
yavanj	saejndw gwnz 2 conq
veisang	saejndw gwnz 4 conq, giz veq henz 4 conq
suijfwnh	saejndw gwnz 1 conq
sinzgez	cungqgyang saejndw
gihaij	saejndw laj 1. 5 conq
gvanhyenz	saejndw laj 3 conq

Biuj ciep gwnz

hezvei mingz	dinghvih
cunghgiz	saejndw laj 4 conq
gizguz	cijguz lienzhab henzgwnz giz diemjgyang
canghmwnz	gyaeuj daihcib'it ndoksej
gizmwnz	aencij cig roengz, daihroek ndoksej
yizhez	gizmwnzhez cig roengz diuz ndoksej ndeu
ginghmwnz	gyaeuj daihcibngeih ndoksej
daimwz	canghmwnzhez cig roengz giz bingz saejndw
mangzyiz	henz saejndw 0. 5 conq
cunghmwnz	gizguzhez veq henz 3. 5 conq
fuzgez	cungqgyang saejndw veq henz 4 conq, caiq roengz 1. 3 conq
dahwngz	cungqgyang saejndw veq henz 4 conq
fuzaih	saejndw gwnz 3 conq, veq henz 4 conq
buyungz	saejndw gwnz 6 conq, veq henz 2 conq
liengzmwnz	saejndw gwnz 4 conq, veq henz 2 conq
denhsuh	henz saejndw 2 conq
dagi	saejndw laj 2 conq, veq henz 2 conq
suijdau	saejndw laj 3 conq, veq henz 2 conq
gveihlaiz	saejndw laj 4 conq, veq henz 2 conq
3. giz laenghwet	
giguz	ndoksuj gyaeuj mbaqdoed caeuq gwnz ndokleq cungqgyang ndaw mboepgumh
nauyiz	lajeiq baihlaeng giznyaeuq cig hwnj, gwnz ndokleq henzlaj ndaw mboepgumh
genhcingj	diemjgyang dacuih caeuq genhfungh lienzsienq
denhcungh	gwnz ndokleq laj gumh cungqgyang
gizyenz	gwnz ndokleq gumh henzndaw ndaw mboepgumh
genhvaiyiz	daih'it ndokaek ndoksoemdoed laj veq henz 3 conq
genhcunghyiz	dacuihhez veq henz 2 conq
dacuih	daihcaet ndokhoz ndokdoedsoem laj
sinhcu	daihsam ndokaek ndoksoemdoed laj
sinzdau	daihhaj ndokaek ndoksoemdoed laj
ciyangz	daihcaet ndokaek ndoksoemdoed laj
cunghsuh	daihcib ndokaek ndoksoemdoed laj
mingmwnz	daihngeih ndokaek ndoksoemdoed laj
hwetyangzgvanh	daihseiq ndokaek ndoksoemdoed laj
yauhyiz	giz conghdek cingq dijgvanj
cangzgyangz	ndokrieng giz soem laj 0. 5 conq

Biuj ciep gwnz

hezvei mingz	dinghvih
dacu	daih'it ndokaek ndoksoemdoed laj, veq henz 1.5 conq
funghmwnz	daihngeih ndokaek ndoksoemdoed laj, veq henz 1.5 conq
feiyiz	daihsam ndokaek ndoksoemdoed laj, veq henz 1.5 conq
bwzhu	feiyizhez veq henz 1.5 conq
gezyinhyiz	daihseiq ndokaek ndoksoemdoed laj, veq henz 1.5 conq
gauhmangz	gezyinhyizhez veq henz 1.5 conq
sinhyiz	daihhaj ndokaek ndoksoemdoed laj, veq henz 1.5 conq
sinzdangz	sinhyizhez veq henz 1.5 conq
duzyiz	daihroek ndokaek ndoksoemdoed laj, veq henz 1.5 conq
gwzyiz	daihcaet ndokaek ndoksoemdoed laj, veq henz 1.5 conq
gwzgvanh	gwzyizhez veq henz 1.5 conq
ganhyiz	daihgouj ndokaek ndoksoemdoed laj, veq henz 1.5 conq
vwnzmwnz	ganhyiz veq henz 1.5 conq
danjyiz	daihcib ndokaek ndoksoemdoed laj, veq henz 1.5 conq
yangzgangh	danjyiz veq henz 1.5 conq
bizyiz	daihcib'itj ndokaek ndoksoemdoed laj, veq henz 1.5 conq
yise	bizyizhez veq henz 1.5 conq
veiyiz	daihcibngeih ndokaek ndoksoemdoed laj, veq henz 1.5 conq
veicangh	veiyizhez veqhenz 1.5 conq
sanhciuhyiz	daih'it ndokhwet ndoksoemdoed laj, veq henz 1.5 conq
mangzmwnz	sanhciuhyiz veq henz 1.5 conq
sinyiz	daihngeih ndokhwet ndoksoemdoed laj, veq henz 1.5 conq
cisiz	sinyizhez veq henz 1.5 conq
gihaijyiz	daihsam ndokhwet ndoksoemdoed laj, veq henz 1.5 conq
dacangzyiz	daihseiq ndokhwet ndoksoemdoed laj, veq henz 1.5 conq
siujcangzyiz	daih'it dijcuih ndoksoemdoed laj, veq henz 1.5 conq
bangzgvanghyiz	daihngeih dijcuih ndoksoemdoed laj, veq henz 1.5 conq
bauhmangz	daihngeih dijcuih ndoksoemdoed laj, veq henz 3 conq
cunghyiz	daihsam dijcuih ndoksoemdoed laj, veq henz 1.5 conq
bwzvanzyiz	daihseiq dijcuih ndoksoemdoed laj, veq henz 1.5 conq
sangliuz	daih'it dij baihlaeng ndaw congh
swliuz	daihngeih dij baihlaeng ndaw congh
cunghliuz	daihsam dij baihlaeng ndaw congh
yaliuz	daihseiq dij baihlaeng ndaw congh
veiyangz	ndokrieng gizsoem veq henz 0.5 conq

Biuj ciep gwnz

hezvei mingz	dinghvih
cibenh	daihseiq ndokdij ndoksoemdoed laj, veq henz 3 conq
dingconj	dacuihhez veq henz 0. 5 conq
vazdoz gyazciz	daih'it daengz daihhaj ndokaek, gak ndokaek doedsoem laj veq henz 0. 5 conq
cibcaet cuih	daihhaj ndokdij ndokdoedsoem laj
dahwet	daihseiq ndokhwet ndokdoedsoem laj, veq henz 3~4 conq giz mboepgumh
4. giz gen	
denhfuj	lajeiq baihnaj hamqnyaeuq gyaeujgwnz yiengq rog suijbingzsienq yiengq laj 3 conq, nohgennou henzrog
gyazbwz	denhfujhez laj 1 conq, hohgen rizvang gwnz 5 conq
cikcwz	hohgen rizvang ndaw, nohgennou nohgienq mbiengj nau
gungjcei	cikcwzhez laj 5 conq, ndoknau angjfwngz giz cingqgyang
lezgez	ndoknau ganjdoed baihgwnz, gengoenh rizvang gwnz 1. 5 conq
yizci	diemjgyang daih'it ndokfwngz, cizbwzyuzci
sausangh	mehfwngz mbiengjnau henz gok gyaepfwngz daihgaiq 0. 1 conq
sanghyangz	lwgfwngzyinx mbiengjnau gok gyaepfwngz daihgaiq 0. 1 conq
hozguz	baihlaeng fwngz daih'it daengz daihngeih ndokfwngz cungqgyang, giz daihgaiq bingz daihngeih ndokfwngz diemjgyang
fwngzsanhlij	gizcizhez laj 2 conq
fwngzvujlij	youq gwnz gizcizhez caeuq genhyihez lienzsienq, gizcizhez gwnz 3 conq
biznau	youq gwnz gizcizhez caeuq genhyihez lienzsienq, gizcizhez gwnz 7 conq, dang nohsamgak gyaeuj laj
genhyiz	nohsamgak baihgwnz, gennou iet rog bingz yaengx seiz, giz bangxmbaq baihnaj raen giz mboepgumh
cinghlingz	sauhaijhez gwnz 3 conq
sauhaij	ut hohgen, dang hohgen rizvang gyaeuj mbiengj cik ndaw mboepgumh
dunghlij	sinzmwnzhez gwnz 1 conq
sinzmwnz	gengoenh rizvang gyaeuj mbiengj cik, mbiengj cik utvan gengoenh nohgienq mbiengj nau ndaw mboepgumh
saucwz	lwgfwngzcod mbiengj cik henz gok gyaepfwngz daihgaiq 0. 1 conq
cihcwng	gengoenh baihlaeng rizvang gwnz 5 conq, henz baihlaeng cik
genhcinh	lajeiq baihlaeng hamqnyaeuq gwnz 1 conq
nausang	bangxmbaq, nohsamgak cingq diemjgyang
mbaqnaj	bangxmbaq baihnaj, lajeiq baihnaj hamqnyaeuq cig hwnj 1. 5 conq
denhcenz	cikgen mbiengj bajfwngz, lajeiq baihnaj hamqnyaeuq dingjgyaeuj suijbingzsienq laj 2 conq, nohgennou raez、dinj ndawde

Biuj ciep gwnz

hezvei mingz	dinghvih
gizcwz	ndaw rizvang hohgen, noh gennou henz mbiengj cik
cezmwnz	rizvang gengoenh gwnz 5 conq, fajfwngz nohgienq raez caeuq mbiengj nau utvan gengoenh nohgienq cungqgyang
neigvanh	rizvang gengoenh gwnz 2 conq, fajfwngz nohgienq raez caeuq mbiengj nau utvan gengoenh nohgienq ndawde
wbwz	rizvang gengoenh gwnz 4 conq, mbiengj nau utvan gengoenh nohgienq song mbiengj, it fwngz 2 hezvei
bizcungh	rizvang gengoenh caeuq rizvang diemjgyang hohgen, ndoknau caeuq ndokcik ndawde
cunghcuh	haepgienz, daihseiq daengz daihhaj ndokfwngz gyaeuj iq henz laeng cungqgyang ndaw mboepgumh
yangzciz	ndaw rizvang gengoenh baihlaeng, lwgfwngz cungj iet nohgienq henz mbiengj cik ndaw mboepgumh
vai'gvanh	rizvang gengoenh gwnz 2 conq, ndoknau caeuq ndokcik ndawde
cihgouh	rizvang gengoenh gwnz 8 conq, ndoknau caeuq ndokcik ndawde
denhcingj	utvan hohgen, ndokcik bakyiuh gwnz 1 conq ndaw mboepgumh
nauvei	genhliuzhez laj 3 conq, nohsamgak henz laeng
genhliuz	genhfunghhez rog baihlaj, genhyizhez baihlaeng saek conq ndaw mboepgumh
betcez	laengfwngz gak ndaw luengq lwgfwngz cizbwzyuzci, swix gvaz gungh 8 hezvei
5. caekhaex caeuq ga	
vanzdiuq	giz gyaugyaiq ndokhangx daconjswj caeuq dijgvanj conghdek lienzsienq rog 1/3 caeuq 2/3
gihliuz	diemjgyang gyazcenz sanggiz caeuq ndokhangx daconjswj lienzsienq
funghsi	cungqgyang gagoek mbiengj rog, rizvang suijbingzsienq gwnz 7 conq
cunghduz	funghsihez laj 2 conq
sizyangzgvanh	yangzlingzcenzhez gwnz 3 conq, ndokhangx vaisanggoh henzbien ndaw mboepgumh
yangzlingzcenz	feizguz gyaeuj iq laj baihnaj ndaw mboepgumh
yangzgyauh	duqbaeu baihrog gwnz 7 conq, feizguz henzlaeng
gvanghmingz	duqbaeu baihrog gwnz 5 conq, feizguz henznaj
cenzcungh	duqbaeu baihrog gwnz 3 conq, feizguz henzlaeng
gyazhih	baihlaeng din, daihseiq daengz daihhaj lwgdin ndawde gyaeuj luengqriz
cwngzfuz	cungqgyang luengq caekhaex
yinhmwnz	cwngzfuzhez laj 6 conq
fuzcez	veijyangzhez gwnz 1 conq

35

Biuj ciep gwnz

hezvei mingz	dinghvih
veijyangz	rizvang gyaeuj rog, caekhaex songgyaeuj nohgienq henzndaw
veijcungh	rizvang gumz guengqga cungqgyang
hozyangz	veijcunghhez laj 2 conq
cwngzginh	diemjgyang hozyangzhez caeuq cwngzsanhhez lienzsienq
cwngzsanh	ndaw mboepgumh nohfeizcangz caeuq song nohdungx ndawde
feihyangz	gunhlwnzhez cig hwnj 7 conq
gunhlwnz	ndaw mboepgumh duqbaeu baihrog caeuq giujdin nohgienq ndawde
fuzdu	gwnz gyazcenz sanggiz caeuq binhguz henzrog lienzsienq, giz binhguz gwnz 6 conq
yinhsi	binhguz baihrog henzgwnz gwnz 3 conq
liengzgiuh	binhguz baihrog henzgwnz gwnz 2 conq
duzbiz	binhguz henzlaj, nyinz binh mbiengjrog ndaw mboepgumh
cuzsanhlij	duzbizhez laj 3 conq, ndokgahengh cenzgiz baihrog giz lwgfwngz vang gvangq
sanggihih	cuzsanhlijhez laj 3 conq
diuzgouj	sanggihihhez laj 2 conq
funghlungz	duqbaeu baihrog gwnz 8 conq, diuzgoujhez baihrog 1 conq
gaijhih	laengdin duqbaeu rizvang cungqgyang, nohgienq ietraez caeuq lwgdin nohgienq ietraez ndawde
cunghyangz	neidingzhez gwnz 5 conq
neidingz	laengdin, gyaeuj luengqriz daihngeih daengz daihsam lwgdin ndawde
yinjbwz	lwgdin mbiengj ndaw henz gok gyaepdin daihgaiq 0.1 conq
gunghswnh	henznaj daih'it cizguz lajdaej, cizbwz yuzci
sanghgiuh	duqbaeu baihndaw laj baihnaj ndaw mboepgumh
samyinhgyauh	duqbaeu baihndaw gwnz 3 conq, ndokgahengh mbiengj ndaw henzlaeng
louguz	sanhyinhgyauhhez gwnz 3 conq
digih	yinhlingzcenzhez laj 8 conq
yinhlingzcenz	ndokgahengh mbiengjndaw ndokgoh henzlaj ndaw mboepgumh
hezhaij	binhguz baihndaw giz gwnz 2 conq
gizmwnz	hezhaijhez gwnz 6 conq
yungjcenz	gyang lajdin, lwgdin ndokciz utvan seiz baenz mboepgumh
daihih	ndaw mboepgumh duqbaeu baihndaw caeuq nohgienq giujdin ndawde
cauhaij	ndaw mboepgumh duqbaeu baihndaw henzlaj
fuzliuz	daihihhez gwnz 2 conq
yinhguz	utvan gyaeujhoq, gyaeuj riz guengqga mbiengj ndaw, dang buenq nohgienq caeuq buenq nohmueg ndawde
dadunh	mehdin mbiengj rog henz gok gyaepdin daihgaiq 0.1 conq

Biuj ciep gwnz

hezvei mingz	dinghvih
daicungh	ndaw mboepgumh laengdin daih'it daengz daihngeih ndokciz lajdaej ndawde
cihgouh	duqbaeu baihndaw gwnz 5 conq, ndokgahengh mbiengj ndaw cungqgyang
cunghduh	duqbaeu baihndaw gwnz 7 conq, mdokgahengh mbiengj ndaw cungqgyang
gizcenz	utvan gyaeujhoq, dang gyaeujhoq mbiengj ndaw gyaeuj rizvang baihgwnz ndaw mboepgumh
yinhbauh	ndokhangx neisanggoh gwnz 4 conq, nohfungzcieng henzlaeng
cuzvujlij	gizguzhez veq henz 2 conq, cig roengz 3 conq
vanzcungh	diemjgyang vanzdiuhez caeuq yauhyizhez lienzsienq
sw'gyangz	ndokbinh henzgwnz diemjgyang cig hwnj 4~5 conq
hozdingj	ndokbinh henzgwnz giz cingqgyang mboepgumh
mbeiyez	giz yangzlingzcenzhez laj 1~2 conq
lanzveijyez	cuzsanhlijhez laj giz daihgaiq 2 conq
conghbaknon	hezhaijhez gwnz 1 conq
batfung	ndaw mboepgumh laengdin gak lwgdin gyaeujluengq, swix gvaz gungh 8 hezvei

CIENG DAIHROEK   YWCUENGH YWMBOK MBOKGOK YWFAP YINHYUNGH FANVEIZ CAEUQ GIJBINGH GIMQGEIH

Riengzdwk ywcuengh ywmbok mbokgok ywfap yenzgiu haeujlaeg, linzcangz yinhyungh gingniemh mboujduenh fungfouq, gij yinhyungh fanveiz de hix mboujduenh gya'gvangq. Hoeng hix wnggai haeujsim gijbingh habyungh caeuq gijbingh gimqgeih yungh, cij ndaej cungfaen fatok gij yw bingh yaugoj ndei de, baujcwng cungj ywfap neix ancienz.

Ciet Daih'it   Ying'yung Fanveiz

It. Yungh youq yw bingh

Linzcangz saedhengz biujmingz, ywcuengh ywmbok mbokgok ywfap, yungh daeuj yw gijbingh lajneix yaugoj haemq ndei.

1. Gijbingh neigoh

Ninz mboujndaek、heiqgenxhoz、haexgyaeng、dwgliengz、gyaeujdot、baenzae、ae'ngab、dungxdoek、dungx hwnjgeuq、saejhuj、yienzfatsing makhuj、binghsailwed'uk houyizcwng、binghvangh、binghhezyazsang、fatbagmou、sinyih sinyenz、binghvizreuq、binghnyouhdangz、gwnghnienzgeiz binghcab daengj.

2. Gijbingh vaigoh

Samca sinzgingh in、bajnaj sinzgingh mazmwnh、nohnaj hwnjgeuq、gimzhangz hohndok luenh、binghndokhoz、doekswiz、bangxmbaq in、ndoksej sinzgingh in、gaenjgip hwet niujsieng、menhsingq hwet in、noh caekhaex in、ndoknaengh sinzgingh in、bingh genga in raizhoengz、sailwed saekcaet fatyienz、hohndokin、nohfeizcangz hwnjgeuq、giujdin in、yenjcujciz sonjsieng、caekhangx baihrog naengnoh sinzgingh fathuj、naengnaeuh menhnumq、baenzbaezfoeg、non ngwz haeb（ndat）sieng、mbei niujin、bingh oknyouh mbouj ok、cenzlezsenhuj、caetconq luetdoek daengj.

3. Bingh mehmbwk

Yezgingh mbouj diuz、gingh'in、begdaiq daeuj mbouj doengz bingzciengz、seng lwg cij noix、daiqndang mbouj swnh、seng lwg oknyouh mbouj ok、dungxbuenz fathuj menhnumq、rongzva luetdoek daengj.

4. Bingh lwgnyez

Lwgnyaeq fatndat、lwgnding haemh daej、lwgnyaeq nyouhraix、bingh'aebakngoenz、lwgnyez mazbi houyizcwng、naujyenz caeuq naujmozyenz houyizcwng daengj.

5. Bingh naengnoh

Ndaenghoengz、raizhenj、lwgcaeuz、bopcimj rangh、cimjcumx menhnumq、sinzmazcimj、gyakhau、fat yiengzdien、sinzginghsing naenghumz、dandoeg daengj.

6. Bingh vujgvanhgoh

Gietmueghuj、damui、mengzmax、meijnizwjbing、rwzokrumz rwznuk、ndaenghuj、faenzdot、benjdauzsen in gaenjgip、hozgyawh'in menhnumq daengj.

Ngeih. Yungh youq duenqdingh binghhyiengh

Linzcangz cazyawj fatyienh、mbokgok mboujdanh ndaej yw bingh ndei、caiqlix doiq mbangj binghhyiengh duenqdingh miz yunghcawq daih、seizneix gienjdan gaisau youq lajneix:

Ywcuengh laihnaeuz mbokgok le、cazyawj giz mbokgok gij saekrongh、raizcwk、saek lwed le gij raemxlwed roxnaeuz gij raemx wnq gaen mbokgok okdaeuj haenx、raemxnong yienghceij、yienzsaek ndaej faenrox gijbingh singciz caeuq yawhlaeng conjgveih. Lumj mbokgok le mbangj giz yienzsaek raen haumyox roxnaeuz hoengzoiq dwg lwedhaw、langh raen raizcwk yienzsaek hoengzsien couhdwg binghhyiengz、binghhndat、binghsaed、raen raizcwk saek hoengzaeuj、hoengzamq itbuen dwg binghhyaem、binghnit. Langh raizcwk haemq lai caiqlix cab miz fatndat、dwg ndatdoeg youqgaenj、boux mbouj fat ndat dingzlai dwg lwedcwk、nitcwk. Langh giz mbokgok mboujmiz raizcwk roxnaeuz ngamq loq miz di hoengzciengq、dawz mbok okdaeuj le naengnoh gig vaiq hoizfuk yienzlaiz yienzsaek、daezsingj gij doegyak mbaeu、gizbingh feuh、roxnaeuz gijbingh gaenq yaek ndei、yawhlaeng haemqndei. Boiqhab feuh saek le caiq mbokgok、langh sup ok raemxlwed saek hoengzlaeg、boux gaenjgip okdaeuj dwg binghhndat；saek hoengzamq caiqlix gwdnem yungzheih giet dwg cwk youqgaenj、langh heuaeuj giet gaiq dwg nitcwk. Langh raemxlwed menhmenh riuz okdaeuj、raemxlwed saw saek myox、couhdwg lwed heiq haw；ndaw lwed hamz nong dwg cumxdoeg ndaw hoengh roxnaeuz miz lah. Langh ciemz okdaeuj raemxlwed daiq bop dwg fungheiq、bop saeqsit dwg fungheiq haemq mbaeu, bop hung dwg fungheiq nanz haemq naek, daengjdaengj.

Sam. Yungh youq fuengzre baujgen

Ywcuengh laihnaeuz, fatbingh dwg aenvih yaem yiengz saetdiuz, samdiuz songloh mbouj doengswnh, cangfuj gunghnwngz saetdiuz, caiq gya cingqheiq hawnyieg, doegyak ndaej swnh haw cimqhaeuj ndangvunz bae baenzbingh. Ywcuengh ywmbok mbokgok ywfap, ndaej doengdiuz samdiuz songloh, diuzndei yaem yiengz doxdaengh, gaijndei raemxlwed sinzvanz, diuzcez menjyiz gunghnwngz, demgiengz ndangvunz swhyienz dingj bingh naengzlig, dabdaengz ndangcangq fuengzbingh muzdiz.

1. Fuengzre bingh caeuq sawj bingh fuengz bienq yunghcawq

Yizbwnj yozcej Hwzyenzdunghvuj sienseng youq ndaw bonj saw 《Caenhoengq Cenghlwed Ywfap》naeuz, mbokgok seiz naengnoh ndaej baenz fwnhyazcah, caeuq bopbwt ityiengh guh gijheiq gyauvuenh, miz cenghlwed yunghcawq, mbokgok le ndaw hezcingh gij heiqdanq、gailizswj caeuq hwzvangzsu daengj gij mbouj doengz bingzciengz gaijbienq cugciemh gemj mbaeu, gij liengzsing cozyung neix, ndaej sawj vunz mbouj fatbingh roxnaeuz haedlaeg binghcingz hwngfat. Yenzgiu cwngmingz, ciengzseiz mbokgok danzcunghhez, ndaej demgiengz menjyizliz, ndaej fuengzre menjyizliz doekdaemq baenz lah. Danghnaeuz roxdaengz dwgliengz, doq yungh ywmbok（ndaej gya gij yw cawj guenq miz doeng rumz sanq nit、ikheiq goqbiuj yunghcawq haenx）mbokgok hezvei funghmwnz、dacuih、funghhciz、daiyangz、douzveiz、feiyiz daengj, ndaej fuengzre baenz dwgliengz；langh baeznong baezdoeg naeuh seiz, mbokgok gij lwed nong okdaeuj, ndaej fuengzceih bingh hwngfat baenz baezdoeg bienq henj；langh dwg ngwzdoeg、sipndangj daengj haeb, doq youq giz baksieng mbokgok, ndaej gemj mbaeu dengdoeg daengj. Youh lumj ciengzseiz youq dacuihhez mbokgok, ndaej fuengzre mauhfung, doiq ndangdaej daiq gominj, bouxbingh yungzheih baenz ae'ngab gominj、cinzmazcinj daengj, ciengzseiz mbokgok sinzgezhez, ndaej fuengzre fatbingh.

2. Siucawz naetnaiq, hoizsoeng simvueng

Yienhdaih sevei aenvih swnghhoz cezcou gya vaiq, guhhong、swnghhoz、cingsaenz daengj gak fuengmienh yazliz ngoenz beij ngoenz demlai, ciengzseiz raen mbouj miz rengz、naetnaiq、ninz mbouj ndaek、gwn mbouj feih、yungzheih gikdoengh、yungzheih simgaenj、mbouj miz cingsaenz roxnaeuz simvueng daengj yienghceij ndang mbouj cangq geijlai. Mbokgok ndaej gya vaiq mbangj giz raemxlwed riuz baedauq caeuq linzbah dauq riuz ma, demgya mbangj giz cujciz yingzyangj soengqhawj, gaijbienq

40

ukhung hawjlwed、hawjyangj，coicaenh doxgaiq miz doeg baiz okdaeuj，gejcawz naetnaiq，hoizfuk cingsaenz，onjdingh simcingz.

3. Ndaej souhlaux，ndaej ndangcangq

Ywcuengh laihnaeuz，vunz bienq geqgoem，dwg aenvih ndangvunz yaem yiengz mbouj diuz、diuzloh mbouj swnh、dungxndaw saetdiuz、"laeg" noix "diemheiq" nyieg. Yienhdaih yihyoz biujmingz，geqgoem yienzaen gig lai，ndawde caeuq menjyiz gunghnwngz doekdaemq、raemxlwed riuz baedauq mbouj swnh、swyouzgih lw daengj miz maedciet gvanhaeh. Mbokgok ndaej doengdiuz samdiuz songloh，coicaenh heiq lwed byaij，gaijndei daengx ndang raemxlwed riuz baedauq，gyavaiq ndaw ndang doxgaiq daise caeuq gak cungj doxgaiq miz doeg baiz okdaeuj；diuzcez yaem yiengz，veizciz ndaw ndang vanzging onjdingh caeuq sonhgenj doxdaengh；diuzcez dungxndaw，sawj dungxndaw heiq lwed ndaej ciengx，fatok bonjfaenh cingqciengz gihnwngz；raeuz cingq cawz yak，daezsang menjyiz gunghnwngz，nyoengxhwnj cingqheiq，demgiengz ndangdaej rengz dingj bingh，gijyak deuz gijcingq couh ndaej onj，couh ndaej sawj ndangcangq、souhlaux. Lumjbaenz mbokgok gvanhyenzhez，ndaej raeuj yiengz cawz nit、ungbouj yienzheiq；ciengzseiz mbokgok cuzsanhlij，hix ndaej sawj dungx mamx giencangq；ciengzseiz mbokgok rongznyouh，ndaej gikcoi ndoksaen sinzgingh，sawj cunghsuh sinzgingh lix ndei，baujciz cingsaenz cukgaeuq，ndang mbaeu ndang cangq， ndaej lauxsouh.

4. Fuengzre baujgen

Linghvaih，seizneix haujlai yozcej hix yungh mbokgok youq meijyungz、gemjbiz、gimqien、ngunh ci ngunh ruz daengj fuengmienh fuengzre baujgen yw bingh，hix miz yaugoj haemq ndei.

Ciet Daihngeih　Gijbingh Gimqgeih

1. Bouxbingh gyonjgyoeb miz gijbingh lajneix mbouj hab mbokgok：Binghsim maqhuz naek caeuq youjgaenj；oklwed，lumjbaenz bouxbingh hezyoujbing、 bwzhezbing、swjden、sailwed mauzsaeq cuising sawqniemh yangzsing；bouxbingh gig byom，naengnoh mbouj miz danzsing roxnaeuz daengx ndang foegfouz；boux baenz binghvangh，roxnaeuz sim gig vueng、singqgaenj mbouj onj、sousuk mbouj ndaej boiqhab.

2. Bouhvih lajneix mbouj hab mbokgok：Giz mbokgok gijnaeng sonjsieng naeuhyungz、binghhuj gaenjgip，roxnaeuz bouxbingh miz dinghmeg utcengq，aizfoeg；

naengbak、lwgda、rwz、ndaeng、aencij、giznangq、gizyaem gonq laeng、giz najsim daengj；giz doenghmeg feuh，lumj giz doenghmeg danh luengq dungx hangx、giz doenghmeg danh laeng din、giz doenghmeg danh najhoz baihgwnz song mbiengj daengj；mehmbwk daiqndang ndokhwetrieng caeuq hozguz、sanhyinhgyauh daengj hezvei，mbouj ndaej mbokgok.

3. Mehmbwk daiqndang seiq ndwen doxhwnj itbuen mbouj ndaej mbokgok；lwgnyez roek bi doxroengz caeuq bouxlaux caet cib bi doxhwnj，yienznaeuz mbouj cienz gimqgeih，hoeng yaek haeujsim genj habdangq bouhvih caeuq guh mbokgok hung iq habngamj，louz mbok seizgan mbouj ndaej daiq nanz，mbokgok aensoq mbouj hab daiq lai.

4. Bouxbingh daiq naiq、daiq iek、daiq imq、daiq hozhawq roxnaeuz laeuj fiz，cungj mbouj hab guh mbokgok yw bingh.

CIENG DAIHCAET YWCUENGH YWMBOK MBOKGOK YWFAP GIJSAEH HAEUJSIM CAEUQ FUENGZRE、CAWQLEIX GIJSAEH SIENGJ MBOUJ DAENGZ

Ciet Daih'it Gijsaeh Haeujsim

Ywcuengh ywmbok mbokgok ywfap, dwg it cungj ywfap ancienz miz yaugoj ndeu, hoeng danghnaeuz dajguh mbouj habdangq, hix ndaej fat di saeh siengj mbouj daengz, roxnaeuz ndaej nyex bouxbingh indot roxnaeuz mbouj cwxcaih wnq, ndigah boux dajguh bietdingh rox lajneix di gihbwnj gijsaeh haeujsim:

1. Ciuq ywcuengh ywmbok mbokgok ywfap gijbingh habyungh genj gijbingh habngamj, caiqlix haeujsim baizcawz bouxbingh gimqgeih yungh haenx.

2. Doiq bouxbingh baez daih'it guh mbokgok yw bingh, daegbied yaek haeujsim youq yw bingh gaxgonq, doiq bouxbingh gejhoiz gangj cingcuj daengxaen mbokgok bouhloh, mbokgok ndawde gijsaeh yaek haeujsim, miz gijmaz mbouj cwxcaih, yaek gibseiz naeuz bouxdajguh nyi daengj, lai nai bouxbingh di, sawj bouxbingh mbouj lau, demgiengz bouxbingh yw bingh saenqsim. Daengj bouxbingh swnhheiq ndei、simdingh le caiq guh mbokgok yw bingh, gemjsiuj bouxbingh ngunh mbok ngunh cim fatseng.

3. Habdangq anbaiz ndangvih bouxbingh, sawj bouxbingh roxnyinh cwxcaih couh ndaej lo; miz diuzgen wnggai ninz dwk guh, mbouj yungh naengh dwk guh, fuengz aenmbok luetdoek roxnaeuz ngunh mbok daengj mbouj ndei fanjwngq, daegbied dwg lwgnyez caeuq bouxlaux, aeu caenhliengh ninz dwk guh; daengq bouxbingh youq mbokgok ndawde, mbouj ndaej seizbienh doengh, lau nyex in roxnaeuz aenmbok luetdoek; danghnaeuz mbokgok ndawde bouxbingh iugouz gaijbienq ndang'vih, boux guh mbokgok wnggai rex gaenj aenmbok, caiqlix bang bouxbingh menhmenh noddoengh bienqvuenh ndangvih.

4. Yaek sijsaeq genjcaz aenmbok, aen mbouj hab iugouz, vut bae mbouj yungh lo;

43

yiemzsouj mbokgok dajguh gveihcwngz; mbokgok seiz mbouj ndaej fanjcuengq aenmbok (couh dwg bak mbok yiengq gwnz, daej mbok yiengq laj), mboujne, couh yungzheih nyexbaenz indot daengj mbouj baenzyouq.

5. Mbokgok yw bingh gaxgonq, yaek siudoeg aenmbok. Itbuen gyadingz ndaej yungh gu cawj aenmbok goenj 20~30 faen cung, roxnaeuz yungh gauhyazgoh cawj 15 faen cung. Langh gwnz bien aenmbok nem lah raemxlwed、raemxcujciz、raemxnong, hix wnggai yungh fuengfap baihgwnz lwnh haenx guh siudoeg. Langh boiqhab cim camz, giz cim camz yaek guh cangzgveih siudoeg, doengzseiz yaek haeujsim siudoeg fagcim, guh daengz it boux vunz it fag cim, guding mbouj bienq. Doiq boux baenz binghdaephuj daengj bouxbingh bingh cienzlah, de yungh gvaq aenmbok haenx, itdingh yaek yungh raemxyw goyangjyizsonh cimq 2 diemj cung baedauq, yienzhaeuh caiq aeu raemxsaw cungswiq cengh, youq yungh laeng bouxbingh wnq gaxgonq, lij yaek cawj goenj 20~30 faen cung, fuengzre yihyenzsing lah. Linghvaih, bouxdajguh lij yaek haeujsim baujhoh bonjfaenh, mbouj ndaej deng raemxlwed bouxbingh uqlah.

6. Boiqhab raemxyw ndat oep seiz, yaek haeujsim caenhliengh baenjhawq sujbaq cimq miz raemxyw haenx, aeu fwngz sawq mo caepndat de, daengj caepndat habngamj seiz caiq oep giz in, fuengzre logsieng. Lwgnyez gijnaeng oiq, bouxlaux gijnaeng mbouj daiq souh ndaej rengz, ndigah yaek daegbied haeujsim dawz ndei raemx、mbok、sujbaq ndat lainoix.

7. Youq yw bingh ndawde, yaek maedciet cazyawj bouxbingh fanjwngq, mbouj dinghseiz cam bouxbingh roxnyinh. Miz mbouj doengz fanjwngq yaek gibseiz cawqleix. Langh roxnyinh gaenjdwt hoj dingj、indot roxnaeuz ndat lumj feiz, hab gibseiz dawz aenmbok roengzdaeuj dauq gok; langh aenmbok gok hwnj ndang le, bouxbingh mbouj roxnyinh miz sup gaenj, couh dwg rengz sup gok mbouj gaeuq, hix wnggai dauq gok; langh bouxbingh raen miz gyaeujngunh、dungxfan、simdiuq、saeknaj haumyag、seiqguengq mbouj raeuj、ok hanhheu、diemheiq gaenj、meg diuq saeq daengj binghyiengh, neix dwg ngunh mbok ngunh cim ciudaeuz, wnggai gibseiz guh ngunh mbok ngunh cim cawqleix.

8. Ciemz mbok seiz fwngz yaek mbaeu, caenhliengh mienx roxnaeuz gemj mbaeu bouxbingh indot. Dawz mbok ok fuengfap: Fwngz ndeu naenx gij naengnoh song mbiengj aenmbok, sawj mbangj giz yenjcujciz soeng, mehfwngz yiengq laj naenx naengnoh henz bak mbok, yienzhaeuh lingh cik fwngz gaem aenmbok, loq yungh rengz sawj aenmbok ngeng yiengq mbiengj ndeu, sawj hoengheiq menhmenh haeuj ndaw mbok bae, couh ndaej dawz aenmbok roengzdaeuj. Dawz mbok roengzma fwngz yaek mbaeu

yaek menh, mbouj ndaej giengzhengz niuj roengzdaeuj, mboujne, hoengheiq doq vaiq haeuj ndaw mbok bae, sawj ndaw mbok rengzap gig vaiq gemj noix, yienghneix ndaej sawj bouxbingh indot.

9. Ciemz mbok le guh diuzleix. Ciemz mbok le sien yungh sujbaq siudoeg uet cengh gijraemx gwnz naeng giz mbokgok, yienzhaeuh caiq daenj buh. Langh dienheiq hwngqndat, mbouj ndaej doiq dwk funghsan ci rumz, langh dienheiq nit couh goemq mbaw sujbaq roxnaeuz mauzdanj hawj ndang raeuj, lau deng dwgliengz. Ciemz mbok le langh bouxbingh roxnyinh giz mbokgok cij haen roxnaeuz mbouj cwxcaih, ndaej habdangq nunaenx yaep ndeu. Baksieng giz camz cim wnggai yungh 75% ciujcingh cat siudoeg. Daengq bouxbingh dingh naengh yietnaiq 5~10 faen cung, cazyawj bouxbingh mbouj miz maz daegbied mbouj cwxcaih cij ndaej lizhai ranzyw bingh. Ciemz mbok dang ngoenz, giz camz cim mbouj ndaej dwk raemxcaep, lau deng lah.

Ciet Daihngeih Fuengzre Caeuq Cawqleix Saehhux Siengj Mbouj Daengz

Ywcuengh ywmbok mbokgok ywfap, doiq ndangvunz mbouj miz maz fu cozyung, hoeng langh dajguh mbouj ngamj, hix ndaej nyexbaenz indot caeuq log sieng, miz di bouxbingh vanzlij fatseng ngunh mbok ngunh cim, baenz gij saehhux neix, ciengzraen yienzaen caeuq cawqleix fuengfap lumj lajneix:

It. Indot

Fatseng indot ciengzraen yienzaen cujyau miz: Guh aenmbok mbouj habgek, bak mbok cocad mbouj bingz; mbokgok seiz mbok caeuq mbok liz daiq gaenh, cij rag baenz indot; giz mbokgok genj mbouj hab, lumj youq giz naengnoh oiq mbang mbokgok, couh yungzheih baenz indot; bouxbingh noddoengh ndangvih mbouj habdangq, mbokgok seiz sawj aenmbok daujdingq yungzheih baenz indot; camz cim daiq laeg fwngz guh daiq naek; ciemz mbok seiz fwngz daiq naek, daengjdaengj.

Fuengzre caeuq cawqleix: Mbokgok seiz yaek genj aenmbok bak mbok ngaeuzngub bingzbwd haenx, aenmbok mbouj habgek vut bae mbouj yungh; yiemz dwk ciuq gveihcwngz dajguh mbokgok, mbouj ndaej sawj bouxbingh seizbienh noddoengh ndangvih, caen yaek siengj noddoengh seiz, yaek miz canghyw bang; sup ciemz aenmbok seiz yaek onj、cinj、vaiq, dawz ndei rengz sup ciemz hung iq caeuq dwk mbok seizgan caeuq vaiqmenh; ciemz mbok seiz fwngz yaek menh, fuengfap yaek deng;

fatseng indot seiz yaek dawz mbok roengzma dauq gok.

Ngeih. Log sieng

Fatseng log sieng yienzaen cujyau miz: Cawj mbok seizgan daiq nanz, henz mbok daiq ndat; raemxnaed ndaw mbok caengz vad cengh, mbokmueg ndaw mbok caengz cat cengh; sujbaq ndatoep yungh haenx caengz baenj hawq roxnaeuz sujbaq daiq ndat daengj.

Fuengzre caeuq cawqleix: Ciuq gingniemh dawzndei cawj mbok seizgan, mbokgok gaxgonq yaek vad cengh raemxnaed ndaw mbok, roxnaeuz aeu sujbaq hawq uet aenmbok cengh, supgok aenmbok seiz mbouj ndaej hawj bak mbok yiengq baihgwnz, sujbaq aeu daeuj ndatoep haenx yaek baenj hawq, caiqlix aeu fwngz sawqdamq gij caepndat de, daengj gij caepndat hab le caiq oep giz in bae. Langh logsieng haemq mbaeu, ngamq miz lengqgiz naeng hoengzciengq, roxnaeuz miz raizcwk caiqlix bungq in, ndaej mbouj yungh cawqleix, hoeng gizneix yaek gvaq $1\sim 2$ ngoenz daengj bungq mbouj in、raizcwk loq doiq le, cij ndaej dauq guh mbokgok; langh hwnj bopraemx iq, yaek haeujsim fuengzre bungq mbongq, ndaej mbouj guh cawqleix, caih de gag swhyienz supsou, hix ndaej duz di yw lungzdanjswj roxnaeuz gaulogsieng, roxnaeuz yungh ciujcingh siudoeg le, oepgoemq gij liuh'oep hawq siudoeg gvaq haenx; langh miz bopraemx hung, ndaej yungh fagcim dajcim siudoeg haenx camz mbongq song mbiengj bopraemx, sawj gijraemx ndaw bop okdaeuj, roxnaeuz yungh fag dajcim siudoeg haenx supsou gijraemx ndaw bop okdaeuj, yienzhaeuh oep baengzsa leizfuznuzwj, caiq yungh liuh'oep hawq siudoeg gvaq haenx goemq, caiqlix yungh baengzgyauh dinghmaenh.

Sam. Ngunh mbok

Ngunh mbok gig noix raen, itbuen lai fatseng youq boux mbokgok baez daih'it. Cujyau yienzaen dwg aenvih bouxbingh ndangdaej haemq nyieg, cingsaenz daiq vueng, gig iek, daiq naiq, gyonjgyoeb miz binghsim youqgaenj, roxnaeuz mbokgok youq giz gimqgeih daengj.

Fuengzre caeuq cawqleix: Mbokgok gaxgonq yaek nai caeuq gejhoiz hawj bouxbingh dingq, bau'gvat mbokgok caeuq yw bingh ndawde gijsaeh haeujsim, ndaej miz cingqciengz fanjwngq caeuq mbouj cingqciengz fanjwngq, sawj bouxbingh mbouj lau; mbokgok seiz yaek yawj bouxbingh ndangdaej baenzlawz yiengh, dawzndei habdangq gikcoi hung'iq caeuq mbokgok aensoq, mbokgok ndawde yaek haeujsim cazyawj bouxbingh saeknaj、biujcingz, cam bouxbingh roxnyinh, langh bouxbingh miz gyaeujngunh、dungxfan、simdiuq、saeknaj haumyag、seiqguengq mbouj raeuj、ok hanhheu、diemheiq gaenjgip、megdiuq saeq daengj binghyiengh，couh dwg ngunh mbok roxnaeuz ngunh cim ciudaeuz，wnggai doq dingz guh mbokgok caiqlix ciemz mbok okdaeuj，sawj bouxbingh dawz aenswiz deuz ninz bingz，aeu raemxdangz ndat hawj de gwn，caiqlix haeujsim baujraeuj，dingh ninz yaep ndeu couh ndaej fukhoiz。Langh ginggvaq baihgwnz lwnh cawqleix cungj mbouj hoiz ndei，baenz lwedyaz doekdaemq daiq daemq，diemheiq dwgrengz，caemhcaiq ngunhmaez seiz，ndaej yungh henzbien ribfwngz naenx yinzcunghhez bouxbingh roxnaeuz sizsenhhez，roxnaeuz yungh ngaihdiuz raeuj log yungjcenzhez roxnaeuz bwzveihez，langh ngunhmaez、lwedyaz daemq lij mbouj ndaej hoiz ndei，wnggai naemj yungh ywgojlahmingz、ywgahfeihyinh daengj raemxyw cunghsuh hingfwnci。

BIENGYANG
YWCUENGH YWMBOK MBOKGOK YWFAP LINZCANGZ YING'YUNG

Gangjmingz: Lajneix gak goh gijbingh yw bingh fuengfap, cungj dwg yungh ywcuengh ywmbok mbokgok ywfap daeuj yw bingh. Cawz daegbied biumingz le, cawj mbok raemxyw boiqdan yungh gij gihbwnj danyw haenx dwg bonj saw neix biengwnz gaisau Cinz Licuz laux ywcuengh daezhawj.

CIENG DAIH'IT GIJBINGH NEIGOH

It. Ninz mbouj ndaek

【Daihgaiq lwnh】

Ninz mbouj ndaek dwg sinzgingh nyieg ciengzraen binghyiengh, dwg ywcuengh "ninz mbouj ndaek" fancouz. Caeuq sim mak mbouj ndei、sim mamx song haw、daephuj、myaizndat ndawcau mizgven. Linzcangz raen miz ninz mbouj ndaek, fangzhwnzloq lai yungzheih singj, singj le hoj ninz ndaek, simdiuq lumzlangh, mbouj siengj gwn doxgaiq, roxnaeuz dungxraeng、haexliu, ndangnaiq mbouj miz rengz, linx byox henz byailinx hoengz daengj binghyiengh.

【Yw bingh fuengfap】

Boux sim mak mbouj ndei, aeu hezvei sinzmwnz、sinhyiz、sanhyinhgyauh、neigvanh、sinyiz、daihih; boux sim mamx song haw, aeu sinhyiz、sinzmwnz、neigvanh、bizyiz、cuzsanhlij、anhmenzhez; boux daephuj, aeu ganhyiz、gizmwnz、gizciz、daicungh; boux myaizndat ndawcau, aeu funghlungz、sanhyinhgyauh、cuzsanhlij、anhmenzhez. Moix ngoenz yw mbat ndeu, cib mbat guh aen liuzcwngz ndeu.

【Gijsaeh haeujsim】

1. Bouxbingh sien yaek diuz ndei simcingz, mbouj miz maz lau, sim mbouj vueng, sawj ndangvunz heiq lwed diuzhuz, yaem yiengz doxdaengh, ndaej daengz cingqciengz ninz ndaek.

2. Haeujsim yingzyangj dapboiq, mbouj ndaej bien gwn daengj.

3. Bouxbingh habdangq camgya dijyuz duenhlienh, lumj daigizgenz、gigungh、gensinhcauh daengj.

Ngeih. Heiqgenxhoz

【Daihgaiq lwnh】

Heiqgenxhoz dwg gijbingh sinzgingh gvanhnwngz fancouz, bouxbingh cujgvanh gwnz roxnyinh ndaw hoz miz doxgaiq saekgaz, gag cix mbouj ok, ndwnj cix mbouj roengz, fatheiq engq youqgaenj, dungxraeng mbouj cwxcaih, roxnaeuz ae roxnaeuz rueg, roxnaeuz ndokaek in. Caz giz hozgyongx mbouj miz gicizsing binghbienq roxnaeuz doxgaiq wnq, gwn ndwnj doxgaiq mbouj hojnanz. Dingzlai dwg aenvih ndawsim ndatheiq, simcingz mbouj ndei, roxnaeuz rog deng nitdoeg, saekcaet gijheiq, heiqmyaiz cwkgiet bienqbaenz.

【Yw bingh fuengfap】

1. Cujyau hezvei aeu sinhyiz、bizyiz、danzcungh、nei'gvanh、cuzsanhlij. Boux heiqdaep mbouj doeng gya aeu cunghvanj、canghmwnz; boux myaiz rih lai, gya aeu funghlungz、daicungh. Gek ngoenz yw mbat ndeu, cib ngoenz guh aen liuzcwngz ndeu.

2. Aeu sinhyiz、sinyiz、funghlungz、cuzsanhlij、denhduz、gihaij、gvanhyenz. Gek ngoenz yw mbat ndeu, cib mbat guh aen liuzcwngz ndeu.

【Gijsaeh haeujsim】

1. Baujciz sim'angq, yaek habdangq camgya dijyuz duenhlienh roxnaeuz vueddoengh.

2. Guhhong hix yaek yietnaiq, gijgwn hableix, sawj ndang haemq cangq.

3. Haeujlaeg genjcaz baizcawz gicizsing binghbienq.

Sam. Haexgaz

【Daihgaiq lwnh】

Haexgaz dwg cungj bingh haex gietgeng mbouj ndaej ok, okhaex seizgan gyaraez roxnaeuz yaek okhaex haex gaz mbouj doengswnh. Linzcangz cujyau binghyiengh：Lai ngoenz mbouj okhaex, okhaex hojnanz, haex gietgeng roxnaeuz ndatgiet henzriuz, cungj bingh neix dwg ywcuengh "haexgaz" fancouz. Cujyau yienzaen de dwg aenvih gij doegyak（ndatdoeg、ndawdoeg daengj）daj bak ndaeng cimqhaeuj roxnaeuz gijgwn mboujhab、ndaw ndang miz ndatdoeg, roxnaeuz baenz binghndat le ndatdoeg daj ndaw cienz daengz diuzhaeux, sonjsieng raemxmyaiz, couh baenz haex mbouj yinh giethawq, lai ngoenz mbouj okhaex, roxnaeuz hoj okhaex, roxnaeuz ndatgiet henzriuz.

【Yw bingh fuengfap】

Aeu hezvei denhsuh、dasuh、dacangzyiz、sanggihih、cuzsanhlij. Gek ngoenz yw mbat ndeu, haj mbat guh aen liuzcwngz ndeu.

52

【Gijsaeh haeujsim】

1. Guh daengz dinghgeiz okhaex sibgvenq.

2. Gijgwn yaek hableix, habdangq dapboiq gij byaekheu hamz cenhveiz lai haenx.

Seiq. Gyaeujdot

【Daihgaiq lwnh】

Gyaeujdot dwg cungj bingh gagrox linzcangz ciengzraen, ndaej dandog raen, hix ndaej cab raen youq ndaw lai cungj bingh gip menh. Fanz linzcangz raen bouxbingh dwg gyaeujdot, cungj ndaej guh cungj bingh dandog ndeu daeuj duenqbingh yw bingh. Ywcuengh laihnaeuz doegyak ciemqhaeuj, dingzsaek youq dungxndaw ndoknoh ndawde, saekcaet lohlungz roxnaeuz lohfeiz; roxnaeuz simcingz mbouj ndei, dungxndaw gunghnwngz saetdiuz, gijheiq mbouj doengswnh, saekcaet lohlungz roxnaeuz lohfeiz, couh baenz "gyaeujdot".

【Yw bingh fuengfap】

Aeu hezvei vai'gvanh、daicungh、gizciz、yangzlingzcenz、denhcungh. Najbyak、henz cingqmingq ndaej aeu daiyangzhez; giz baihlaeng gyaeuj、dingjgyaeuj ndaej aeu song mbiengj mboenqhoz duenhgyang diemj naenx in、dacuihhez. Giz noh noix ndaej gya gaiq demh guh mbokgok. Moix ngoenz mbokgok mbat ndeu, louz mbok 15 faen cung, 5 mbat guh aen liuzcwngz ndeu.

【Gijsaeh haeujsim】

1. Baujciz sim'angq, guhhong hix yaek yietnaiq.

2. Langh bouxbingh fanfuk baenz gyaeujdot, naetnaiq yw mbouj ndei, yaek duenqbingh cinj, doiq bingh yw bingh.

3. Langh bouxbingh gyaeujdot dwg gicizsing binghbienq, yaek gyoebhab yw bingh.

Haj. Dwgliengz

【Daihgaiq lwnh】

Dwgliengz, dingzlai dwg youz binghdoeg nyexbaenz congh diemheiq lah bingh, linzcangz cujyau raen ndaengcaet、mugrih、ae、haetcwi、duqhoz in、gyaeujdot、daengx ndang mbouj baenzyouq、ndangnaiq、fatnit fathwngq. Itbuen faen miz itbuen dwgliengz caeuq liuzhingzsing dwgliengz song cungj. Liuzhingzsing dwgliengz youz liuzganj binghdoeg nyexbaenz, binghyiengh caeuq itbuen dwgliengz doxlumj, fatbingh haemq gaenjgip, daengx ndang dengdoeg binghyiengh yienhda, yungzheih nyexbaenz

53

bauqfat roxnaeuz daih cienzlah daegdiemj. Ywcuengh heuhguh "dwgliengz"、"fatsa"、boux bingh naek heuhguh "biucez"、"fatngunh".

【Yw bingh fuengfap】

Aeu hezvei funghciz、funghmwnz、vai'gvanh、feiyiz. Boux dwgliengz gya lezgez. Ndaengcaet gya yindangz. Bingh rumzndat gya dacuih、gizciz. Bouxbingh duqhoz infoeg gya gungjcei、denhduz. Gyaeujdot youqgaenj gya daiyangz、yindangz. Boux fatsa gya dacuih、yinhlingzcenz、cuzsanhlij、gizcwz、veijcungh. Moix ngoenz yw mbat ndeu，4 mbat guh aen liuzcwngz ndeu.

【Gijsaeh haeujsim】

1. Yw bingh ndawde yaek haeujsim yietnaiq，fuengz nit bauj raeuj，lai gwn raemxgoenj raeuj. Baujciz ndaw ranz hoengheiq riuzdoeng.

2. Mbokgok yw bingh le langh lij ndat lai mbouj doiq，roxnaeuz miz bingh bingqfat youqgaenj，wnggai gibseiz yungh cungh sih yih gyoebhab yw bingh.

3. Gyagiengz gijgwn diuzleix，lai gwn nohcing、gyaeq bya、duh daengj doenghgij gwn hamz danbwzciz lai haenx caeuq byaekheu、mak moqsien.

Roek. Baenzae

【Daihgaiq lwnh】

Baenzae ndaej faen baenz baenzae gaenjgip caeuq baenzae menhnumq. Baenzae gaenjgip dwg aenvih deng lah binghdoeg、sigin roxnaeuz vuzlij、vayoz sing gikcoi nyexbaenz conghheiq caeuq conghdiemheiq gaenjgip fatyienz. Ngamq baenzbingh seiz ndaej raen conghhoz deng lah，linzcangz cujyau binghyiengh dwg ae cab miz aekin、diemheiq gip、aekmoen daengj. Baenzae menhnumq ndaej youz baenzae gaenjgip bienqbaenz，hix ndaej dwg aenvih conghhoz ae'ngab、conghhoz cengqgvangq daengj bingh cienjbienq baenz，roxnaeuz deng sigin binghdoeg lah，roxnaeuz lijva yinhsu gikcoi nyexbaenz，cujyau binghyiengh dwg ae、gag myaiz roxnaeuz cab miz ajngaeb，moix bi fatbingh laebdaeb 3 ndwen，laebdaeb 2 bi doxhwnj. Baenzae gaenjgip、baenzae menhnumq cungj dwg ywcuengh "baenzae"、"heiqbaeg" daengj fancouz. Cujyau dwg deng lah doegyak，cimqfamh diuzheiq，samheiq mbouj ndaej doengzbouh，gijheiq deng saek fatbingh.

【Yw bingh fuengfap】

1. Geiz gaenjgip aeu hezvei dacuih、funghmwnz、feiyiz、funghfuj，geiz menhnumq aeu dacuih、funghmwnz、feiyiz、cizcwz、sinyiz、daiyenh.

2. Aeu hezvei denhduz、dacuih、danzcungh、dingconj、feiyiz. Langh dwg bingh

dwgliengz gya gizciz、funghmwnz，camz cim le aeu hezvei dingconj、feiyiz louz mbok；bingh rumzndat gya gizciz、dasuh；bingh hawqndat gya nei'gvanh、sinhcu；bingh myaizlai gya bizyiz、funghlungz、cuzsanhlij. Bwt mak yaemhaw gya sinyiz、daihih、yungjcenz；mamx mak yiengzhaw gya bizyiz、sinyiz、gvanhyenz、cuzsanhlij. Moix ngoenz roxnaeuz gek ngoenz yw mbat ndeu，5～10 mbat guh aen liuzcwngz ndeu.

【Gijsaeh haeujsim】

1. Itbuen baenzae gaenjgip、baenzae menhnumq yungh yw yw bingh haemq ndei，hoeng boux bingh naek roxnaeuz gyonjgyoeb bingh wnq，mbokgok ndaej bangbouj yw bingh，itdingh aeu seiz boiqhab gijyw wnq yw bingh.

2. Gwndaenj miz sibgvenq，haeujsim fuengznit baujraeuj，fuengzre dwgliengz.

3. Lai guh dijyuz duenhlienh，demgiengz ndangdaej cangq，gimq ien laeuj，gaej hawj doenghgij oenq daengj gijheiq miz haih gikcoi.

Caet. Ae'ngab

【Daihgaiq lwnh】

Ae'ngab dwg cungj bingh fatbingh gominj youq aenbwt，fatbingh yienzaen de ciengzseiz dwg sup haeuj gominjyenz、hoengheiq nit、gijheiq miz gikcoi caeuq gizyawz swnghvuz、vuzlij、vayoz roxnaeuz cingsaenz、sinzgingh daengj gangyenzsing roxnaeuz mbouj dwg gangyenzsing yinhsu gikcoi. Linzcangz daegcwng dwg fanfuk fatbingh，fatbingh baenzcaenh caiqlix daiq miz singngab yiengj，diemheiq dwgrengz. Denjhingz fatbingh gaxgonq ciengz miz ae、aekmoen、haetcwi daengj binghyiengh ciudaeuz，gaendwk aekmoen heiqgaenj，ok hanhheu ndikndik. Cungj bingh neix dwg ywcuengh "ae'ngab"、"heiqbaeg" fancouz. Ywcuengh laihnaeuz cungj bingh neix dwg ndangdaej nyieg fanfuk deng doegyak lah，myaizcumx doegyak saekcaet conghheiq，heiqbwt hwnjroengz saetdiuz，nyexbaenz ae'ngab.

【Yw bingh fuengfap】

Aeu hezveiz denhduz、danzcungh、feiyiz、dingconj. Dwg cungj bingh myaizndat gya hozguz、dacuih、funghlungz；cungj bingh hawngab gya bizyiz、sinyiz、cuzsanhlij、gihaij. Moix ngoenz roxnaeuz gek ngoenz mbokgok mbat ndeu，5～10 mbat guh aen liuzcwngz ndeu.

【Gijsaeh haeujsim】

1. Ae'ngab youqgaenj roxnaeuz laebdaeb fatbingh yienghceij，roxnaeuz gyonjgyoeb bingh wnq，wnggai giethab yungh yw yw bingh.

2. Ae'ngab ciengzciengz dwg fanfuk fatbingh，hoj ywgoek. Fatbingh haemq ndei le

wnggai haeujsim yw bingh yienzfat, daj goekgaen fuengzyw.

3. Boux ndangdaej gominj, wnggai haeujsim mbouj ndaej gaenhbungq doxgaiq gominj, dienheiq bienqvaq haeujsim fuengznit baujraeuj.

Bet. Hezyazsang

【Daihgaiq lwnh】

Hezyazsang (yienzfatsingq hezyazsang), dwg cungj bingh gyoebhab hezyaz sang gvaq 140/90 mmHg (18. 7/12 kPa). Linzcangz ciengzraen gyaeuj cengqin、gyaeujngunh rwzokrumz、ninz mboujndaek lumzlangh、gyaeujnaek ga'mbaeu、yawj mbouj cingcuj、simdiuq heiqgaenj daengj binghyiengh, miz mbangj vanzlij nyexbaenz uk ok lwed. Cungj bingh neix dwg ywcuengh "hezyazsang"、"gyaeujngunh" fancouz.

【Yw bingh fuengfap】

Aeu hezvei dacuih、gizciz、funghmwnz、cuzsanhlij、sinhyiz、bizyiz、veiyiz. Gyaeujdot gya daiyangz、sinhsez、yangzlingzcenz; boux heiqmak mboujcuk gya hezhaij、gvanhyenz、yinhlingzcenz; boux yaemhaw yiengzhoengh gya ganhyiz、sinyiz、sanhyinhgyauh. Gek ngoenz yw mbat ndeu, 10 mbat guh aen liuzcwngz ndeu.

【 Gijsaeh haeujsim】

1. Mbokgok fuengfap doiq yienzfatsing hezyazsang yaugoj haemq ndei, doiq hezyazsang youqgaenj wnggai yungh banhfap gaenjgip yw bingh.

2. Bouxbingh hezyazsang yaek caenhliengh baujciz simcingz ndei, noix siengjngeix、fatheiq、dwgrengz, cingsaenz yaek cuengqsoeng.

3. Gijgwn yaek cihfangh daemq, youzlauz noix, gimq manh caeuq ien laeuj.

Gouj. Sim'in

【Daihgaiq lwnh】

Sim'in dwg binghsim guencang doenghmeg geng gienjcwng, de dwg aenvih guencang doenghmeg gwdgeng sawj sailwed saekcaet, nyexbaenz nohsim heiqyangj mboujcuk, roxnaeuz guencang doenghmeg gunghnwngzsing gaijbienq nyex baenzbingh. Cujyau raen miz: Giz aek sim laebdaeb moen, seiz mbouj seiz inndumq, vanzlij aek in daengz baihlaeng. Cungj bingh neix dwg cunghyih " aekmazmwnh"、" sim'in", ywcuengh "aekin" fancouz, de fatbingh dingzlai dwg aenvih dungxndaw lwedheiq saetdiuz, heiqsaek lwedcwk roxnaeuz myaizdoengq saek youq megloh, mazsaek simmeg.

【Yw bingh fuengfap】

Sim'in dwg bouxbingh aek yiengz mbouj gaeuq, aeu hezvei nei'gvanh、sinhyiz、 gezyinhyiz、cezmwnz; boux myaizdoengq mazcaet, aeu sinhyiz、danzcungh、cihgouh、funghlungz、cuzsanhlij; boux lwedcwk saek sailwed, aeu gwzyiz、gigez、cezmwnz. Yungh ywmbok mbokgok fuengfap（raemxyw cawj mbok danyw: Conhyungh 30 gwz, vahoengz 10 gwz, nohmaknganx 15 gwz, danhcinh 50 gwz, conhciuh 10 gwz, yiengfuzrin 50 gwz）, gek ngoenz mbokgok mbat ndeu, 10 mbat guh aen liuzcwngz ndeu.

【Gijsaeh haeujsim】

1. Sim niujin fatbingh seiz, itdingh yaek ninz mbonq yietnaiq, langh bouxbingh nohsim saekdai, wnggai guh gyoebhab yw bingh.

2. Geiz hoizndei habdangq camgya dijyuz duenhlienh, lumj lienh daigizgenz、gigungh daengj.

3. Haeujsim baujciz simcingz soeng ndei, cingzsi onjdingh.

Cib. Dungxin menhnumq

【Daihgaiq lwnh】

Dungxin menhnumq dwg dungx nemmueg deng gak cungj nyexbingh yinhswj fanfuk cimqhaeuj、fatseng dungxin menhnumq laebdaeb binghbienq. Linzcangz raen miz dungxgwnz mbouj baenzyouq、in、dungxraeng、gwn mbouj siu、wij、dungxfan、rueg daengj. Cungj bingh neix dwg ywcuengh "dungxin"、"dungxget" daengj binghyiengh fancouz. Ywcuengh laihnaeuz gij cujyau bingh'aen de dwg gijgwn mbouj gimq bak caeuq mamx dungx hawnyieg, cingsaenz deng sieng、guhhong dwgrengz gvaqbouh、gijdoeg roekyinz ciemqhaeuj, hix dwg fatbingh yinhsu youqgaenj.

【Yw bingh fuengfap】

Aeu hezvei cuzsanhlij、bizyiz、cunghvanj、veiyiz. Yungh ywmbok mbokgok （raemxyw danyw: Yanghfu、bwzcoz、yenzhuz、cizcoz、fuzsouj gak 50 gwz, dinghyangh、nywjgam gak 20 gwz） 20～30 faen cung, moix ngoenz yw mbat ndeu, laebdaeb yw bingh 14 ngoenz guh aen liuzcwngz ndeu.

【Gijsaeh haeujsim】

1. Ngoenznaengz gwndaenj yaek miz gveihliz, simcingz vuenheij, gaej naiq gvaqbouh.

2. Yaek guh daengz gwn sibgvenq ndei, gimqgeih gijgwn ndip caep、soemj manh caeuq mbouj yungzheih siuvaq haenx.

3. Gimqgeih ien laeuj、cazgwd、gahfeih daengj. Siujsim gwn gijyw doiq dungxsaej miz gikcoi yak haenx.

4. Haeujsim baujraeuj aendungx, mbouj ndaej deng dwgliengz.

Cib'it. Dungxduengh

【Daihgaiq lwnh】

Dungxduengh dwg naeuz ndwn seiz, aendungx youq daemq gvaq cingqciengz, henzlaj aendungx roengz daengz ndawbuenz, dungx van'iq sienqvan diemj ceiq daemq, doek daengz gyazgiz lienzsienq doxroengz. Ciengzseiz cab miz dungxraeng, gwn doxgaiq le gya naek, ninz bingz gemj mbaeu, dungxfan, wij, giz dungxgwnz in, roxnaeuz haexgaz, oksiq daengj diuz siuvaq binghyiengh. De fatbingh dwg youz aendungx cihciz yindai soeng roxnaeuz hamqdungx soengrungq nyexbaenz, itbuen boux ndang reuxred byombyet raen lai. Cungj bingh neix dwg ywcuengh "dungxdongq", "dungxbongz" fancouz. Ywcuengh laihnaeuz cungj bingh neix cujyau dwg youz heiqhaw siedroengz, dungx saej dingz gwn, daep dungx mbouj huz caux baenz.

【Yw bingh fuengfap】

Bouxbingh duenqdingh dwg mamxhaw heiqsied, aeu hezvei veiyiz, cunghvanj, cuzsanhlij, gihaij, gvanhyenz, bizyiz; boux dungx saej dingz gwn, aeu bizyiz, veiyiz, suijfwn, yinhlingzcenz, denhsuh; boux daep dungx mbouj huz, aeu veiyiz, cunghvanj, ganhyiz, gihaij, liengzmwnz. Gek 2~3 ngoenz yw bingh mbat ndeu, 10 mbat guh aen liuzcwngz ndeu.

【Gijsaeh haeujsim】

1. Donq gwn hab gwn noix lai donq, gaej gwn daiq imq.

2. Lai guh dijyuz duenhlienh, sawj ndangdaej haemq giencangq.

Cibngeih. Dungxhwnjgeuq

【Daihgaiq lwnh】

Dungxhwnjgeuq dwg aenvih dungx nemmueg deng gak cungj mbouj ndei cingsaenz yinhsu, nitcaep, gijgwn mbouj gimq daengj gikcoi, nyexbaenz nohbingzraeuz hwnjgeuq. Linzcangz raen miz dungxgwnz in, ciengz dwg fwtfat fatbingh, ndaej cab miz dungxfan rueg. Itbuen daeuj gangj, boux miz gvaq dungxin gaenjgip, dungxin menhnumq, dungxnaeuh, cibngeihcijcangz naeuh caeuq dungx sinzgingh gvanhnwngzcwng daengj fatbingh lai. Cungj bingh neix dwg ywcuengh "dungxhwnjgeuq", "dungxin" fancouz.

【Yw bingh fuengfap】

Aeu hezvei cunghvanj, veiyiz, cuzsanhlij, nei'gvanh, gihaij. Moix ngoenz yw mbat ndeu, 2～3 ngoenz guh aen liuzcwngz ndeu.

【Gijsaeh haeujsim】

1. Haeujsim gijgwn seuqcengh, mbouj gwn gijgwn uq.

2. Gaej gwn gijgwn daiq caep、daiq ndat, baujciz simcingz bingzhuz.

Cibsam.　Saejndat

【Daihgaiq lwnh】

Saejndat dwg bingh saej nemmueg gaenjgip roxnaeuz menhnumq fatndat. Linzcangz gwnz faen gaenjgip saejndat caeuq menhnumq saejndat. Saejndat gaenjgip daegdiemj de dwg dungxsiq gaenjgip, cab miz fatnit fatndat; saejndat menhnumq dungx raeng in, oksiq, saejrongx heiqconq, okhaex liu roxnaeuz cab miz raemxnem, daegdiemj de dwg fanfuk fatbingh, ragraez hoj ndei. Ywcuengh laihnaeuz yakdoeg、rumzdoeg、ndatdoeg、 nitdoeg、cumxdoeg cimqfamh mehdungx, "mehsaej" daengj ndangvunz diuzhaeux cujyau dungxndaw, nyexbaenz diuzhaeux mbouj doeng, gijheiq saekcaet, mbwn deih vunz samheiq mbouj ndaej doengzbouh, raemx haeux mbouj vaq, doxcab doxroengz nyexbaenz "saejndat"、"dungxin".

【Yw bingh fuengfap】

Aeu hezvei dacangzyiz、cihgouh、veiyiz、cuzsanhlij. Boux mamx dungx hawnyieg gya bizyiz、gihaij、cunghvanj, yungh ywmbok mbokgok gya giujfap; boux cumxndat doxroengz gya sanggihih、bangzgvanghyiz, yungh dandog mbokgok fuengfap; boux gwn mbouj siu oksiq gya bizyiz、yagihih, yungh ywmbok mbokgok fuengfap, roxnaeuz louz cim mbokgok fuengfap; boux makyiengz hawnyieg gya sinyiz、ciyangz、 mingmwnz、bizyiz, yungh dandog mbokgok fuengfap. Oksiq gaenjgip moix ngoenz yw mbat ndeu, oksiq menhnumq gek ngoenz yw mbat ndeu, 10 mbat guh aen liuzcwngz ndeu.

【Gijsaeh haeujsim】

1. Haeujsim gijgwn seuqcengh, doenghgij vanj coux gijgwn haenx yaek cengh.

2. Gwn haeux gaxgonq caeuq nyouh haex le yaek swiq fwngz, fuengz binghgin uqlah.

Cibseiq.　Binghfoegfouz

【Daihgaiq lwnh】

Binghfoegfouz, gienjcwng makhuj, dwg cuj bingh fat youq song mbiengj mak, ndaej faen baenz binghfoegfouz gaenjgip caeuq binghfoegfouz menhnumq, linzcangz gwnz gij gihbwnj daegdiemj de dwg miz nyouhdanbwz、nyouhlwed、hezyazsang、 foegfouz, ndaej miz mbouj doengz cwngzdu mak gunghnwngz gemjdoiq. Cungj bingh neix dwg ywcuengh "foegfouz" fancouz. Ywcuengh laihnaeuz ndatdoeg、cumxdoeg daengj doegyak ciemqhaeuj, roxnaeuz gijgwn mbouj hab, doegyak ndaw baenz, cwkrom youq ndaw diuzraemx, roxnaeuz lwed roenx youq rog meg baenz nyouhlwed, roxnaeuz raemx caeng youq naengnoh, mbwn deih vunz samheiq mbouj doengzbouh, couh baenz foegfouz.

【Yw bingh fuengfap】

Aeu hezvei yinhlingzcenz、sanhyinhgyauh、suijfwn. Boux baihrog rumzndat gya feiyiz、funghmwnz、dacuih; boux cwkrom cumxndat gya gizciz、vai'gvanh、suijdau; boux mamx mak song haw gya bizyiz、sinyiz、mingmwnz、cuzsanhlij; boux daep mak yaemhaw gya gizmwnz、daicungh. Yungh ywmbok roxnaeuz dandog mbokgok fuengfap, louz mbok 20 faen cung. Gek ngoenz yw mbat ndeu, 10 mbat guh aen liuzcwngz ndeu.

【Gijsaeh haeujsim】

1. Haeujsim fuengznit baujraeuj, gaej hawj dwgliengz caeuq bingh wnq conghhoz lah.

2. Langh miz foegfouz, habdangq haed gwn gyu soqliengh.

3. Boux bingh naek, wnggai gyoebhab yw bingh.

Cibhaj. Makin

【Daihgaiq lwnh】

Makin dwg mbiengj ndeu roxnaeuz song mbiengj mak caeuq nohhenzmak, lah gwzlanzci yinhsingganjgin caeuq gwzlanzci yangzsingganjgin, nyexbaenz miniu hidungj lah, ciengz cab miz sainyouh、bopnyouh、conghnyouh fatyienz. Linzcangz daegdiemj dwg fatndat、hwetin dungxraeng、oknyouh mbouj doengz bingzciengz（nyouhdeih、 nyouhgip、nyouh'in）. Dwg ywcuengh "makin"、"oknyouh'in" fancouz, ndaej faen baenz cungj bingh cumxndat romgiet、makyaem gvihaw.

【Yw bingh fuengfap】

1. Aeu hezvei sinyiz、cunghgiz、bangzgvanghyiz、sanhyinhgyauh. Boux cumxndat romgiet gya yinhlingzcenz、suijdau; boux makyaem mboujcuk gya gihaij、 daihih. Moix ngoenz roxnaeuz gek ngoenz yw mbat ndeu, 10 mbat guh aen liuzcwngz ndeu.

2. Aeu hezvei cuzsanhlij、sanhyinhgyauh, caiqlix youq giz sinzgez、mingmwnz

swix gvaz veq henz 3 conq, aeu hezvei guh mbokgok, gek ngoenz yw mbat ndeu, 10 mbat guh aen liuzcwngz ndeu.

3. Aeu hezveiz dacuih、gvanhyenz、cunghgiz、sinhcu、sinyiz. Moix ngoenz roxnaeuz gek ngoenz yw mbat ndeu, 10 mbat guh aen liuzcwngz ndeu.

【Gijsaeh haeujsim】

1. Aeu mbokgok guh bangbouj yw bingh, caiqlix haeujsim guh dingj lah yw bingh.

2. Habdangq yietnaiq, gaej daiq naiq lai.

Cibroek.　Vizreuq

【Daihgaiq lwnh】

Vizreuq dwg bouxsai diuzviz gihnwngz mbouj ndei, linzcangz dwg caeuq mehmbwk ninz, diuzviz mbouj hwnjgeng, roxnaeuz hwnj hoeng mbouj geng geng mbouj nanz. Ywcuengh hix heuhguh "vizreuq". Ciengzciengz dwg aenvih ndangdaej nyieg makhaw, sim mamx mboujcuk, yiengzhaw roxnaeuz cumxndat sieng ndang nyexbaenz.

【Yw bingh fuengfap】

1. Aeu hezvei sinhyiz (swix)、sanhyinhgyauh、ganhyiz.

2. Aeu hezvei sinhyiz (gvaz)、sinyiz、daicungh.

3. Aeu hezvei mingmwnz、sinzdau、gihaij、gvanhyenz.

4. Aeu hezvei lingzdaiz、bizyiz、cuzsanhlij、cunghgiz.

Moix ngoenz genj cuj ndeu yw bingh, 8 mbat guh aen liuzcwngz ndeu.

【Gijsaeh haeujsim】

1. Gij bingh neix bouxlaux dwg ndangdaej (gicizsing) yienzaen, bouxcungnienz cix cujyau dwg cingsaenz yinhsu (mbouj dwg gicizsing), yaek doiq yienzaen yw bingh.

2. Baujciz simcingz gienndei, mbouj ndaej guh mehmbwk daiq lai.

3. Doiq cingsaenz yinhsu nyexbaenz vizreuq, ndaej gag guh habdangq yinhlienh.

Cibcaet.　Binghnyouhdangz

【Daihgaiq lwnh】

Binghnyouhdangz dwg cungj bingh daengx ndang daise menhnumq, dwg aenvih ndaw ndang yizdaujsu siengdoiq roxnaeuz vanzcienz mboujcuk, nyexbaenz dangz daise luenh. Gij linzcangz cujyau binghyiengh de dwg gwn raemx lai、nyouhdeih、gwn doxgaiq lai、yungzheih iek、byom caeuq lweddangz swng sang. Dwg ywcuengh "binghnyouhdangz", "oknyouhdiemz" fancouz. Ywcuengh laihnaeuz gwn mbouj gimq、cumxndat ndaw rom、vaqhawq sieng myaiz, roxnaeuz cingsaenz saetdiuz、heiqndang cwkgiet、oepndat sieng myaiz，roxnaeuz guhhong sieng yaem、yaemhaw feizhoengh、ciksieng raemxmyaiz，ndigah raen miz gwnraemx lai、nyouhdeih、gwn lai、byom daengj binghyiengh.

【Yw bingh fuengfap】

Aeu hezvei daicungh、danzcungh、lauzgungh、cuzsanhlij、sinyiz、mingmwnz. Moix ngoenz yw mbat ndeu，10 mbat guh aen liuzcwngz ndeu.

【Gijsaeh haeujsim】

1. Gij bingh neix aeu mbokgok guh bangbouj yw bingh，lij hab haeujsim gyoebhab yw bingh.

2. Hableix haed gwn caeuq yinhdoengh，ciengzgeiz dingj roengzbae，baujciz binghcingz onjdingh，coi binghcingz cienj ndei.

Cibbet. Mbiengj ndang gyad

【Daihgaiq lwnh】

Binghsailweduk dwg aenvih sailwed uk raemxlwed riuz baedauq mbouj doengswnh，nyexbaenz cungj bingh mbangj giz sinzgingh gunghnwngz mbouj ndei. Cungj bingh neix ciengzraen youq bouxcungnienz、bouxlaux，dingzlai cab miz hezyazsang caeuq doenghmeg geng. Itbuen faen baenz oklwed（uk oklwed caeuq laj ndaw muegmuengxgyau oklwed）、lwed mboujcuk（baenz ukhezsonh caeuq uksonh saek）song daihloih. Dwg bingh bonjhaw（daep mak mboujcuk，lwedheiq hawnoix）biusaed（rumz feiz daiq hoengh、myaizcumx rimhoengh）. Houyizcwng de cujyau dwg bak da mbit、linx geng vah mbouj baenz coenz，mbiengj ndang gyad daengj，ywcuengh heuhguh "mbiengj ndang gyad"、"mbiengj naj gyad".

【Yw bingh fuengfap】

1. Gen gyad，aeu hezvei nauyiz、genhyiz、genhcinh、gizciz、soujsanhlij、dasuh、vai'gvanh、hozguz；ga gyad aeu vanzdiu、funghsi、fuzdu、yangzlingzcenz、cuzsanhlij、yenzcungh、gunhlwnz、veijcungh、funghlungz、yinhlingzcenz. Gek ngoenz yw mbat ndeu，10 mbat guh aen liuzcwngz ndeu.

2. Aeu dacuih、funghmwnz、gizciz、vai'gvanh、hozguz、vanzdiu、cuzsanhlij. Ndaej boiqhab cimmeizva camz，caiq guh mbokgok，moix ngoenz roxnaeuz gek ngoenz yw mbat ndeu，10 mbat guh aen liuzcwngz ndeu.

【Gijsaeh haeujsim】

1. Sailweduk liuh mbouj daengz fatbingh seiz，yaek youq dangdieg cungh sih yih giethab yw bingh.

2. Mbiengj ndang gyad, yaek caeuxgeiz hoizfuk yw bingh caeuq duenhlienh.

3. Gimq ien laeuj, hableix gwn doxgaiq.

Cibgouj.　Fatbag

【Daihgaiq lwnh】

Fatbag dwg cungj bingh cingsaenz ciengzraen bingh'aen mbouj cingcuj haenx, cujyau fatbingh youq bouxcoz caeuq bouxcungnienz, bouxbingh fatbingh gaxgonq dingzlai miz mbeisiuj、vahnoix、mbouj haeuj doih、siuhgiz、minjganj caeuq haengj vansiengj daengj singqcingz daegcwng. Gij linzcangz de cujyau dwg miz mbangj angqyangz diuqdoengh、gangjvah cabluenh、seiz daej seiz riu、sik buh boemz doxgaiq daengj, miz mbangj cujyau dwg youheiq mbwqmbat、mbouj miz biujcingz、hengzdoengh gaengjbanj roxnaeuz gig youheiq、laingeiz daengj. Cungj bingh gaxgonq dingzlai youz you ngeix fatheiq、daephuj heiqgiet, gap myaiz gwnz cau ukgyaeuj, nyexbaenz cingsaenz saetciengz, baenz fatvangh; cungj bingh baihlaeng siengjnaemj gvaqbouh, roxnaeuz soj siengj mbouj ndaej daengz, nyexbaenz daep saetdiuz, beizheiq mbouj yinh, raemx giet baenz myaiz, myaiz cw sim gyaeuj, nyexbaenz cingsaenz loekluenh, baenz fatbag. Dwg ywcuengh "fatbag" fancouz.

【Yw bingh fuengfap】

Fatvangh aeu hezvei yungjcenz、mingmwnz、nei'gvanh、funghlungz、dacuih、dauzdau、daicungh; fatbag aeu dacuih、cunghvanj、funghlungz、sinhyiz、gezyinhyiz、bizyiz、nei'gvanh. Gek ngoenz yw mbat ndeu, 10 mbat guh aen liuzcwngz ndeu.

【Gijsaeh haeujsim】

1. Mbouj ndaej cingsaenz gikcoi caeuq gikdoengh.

2. Cungj bingh neix fanfuk fatbingh, yaek haeujsim laebdaeb yw bingh.

Ngeihcib.　Fatbagmou

【Daihgaiq lwnh】

Fatbagmou dwg aen'uk angq gvaqbouh, mbangj di sinzginghyenz gvaqbouh cungzfuk cuengqdienh, fwtfat nyexbaenz uk gunghnwngz camhseiz mbouj doengz bingzciengz. Baenzgyoengq sinzginghyenz mbouj doengz gvaqbouh cuengqdienh, raen miz mbouj doengz linzcangz binghyiengh, couh dwg cingsaenz、yisiz、roxnyinh、yinhdoengh、hengzdoengh、cizvuz sinzgingh daengj fuengmienh mbouj cingqciengz. Linzcangz raen miz roxnaeuz cujyau moux fuengmienh, roxnaeuz geij fuengmienh cungj miz. Cungj bingh neix fatbingh gaxgonq ndaej miz gyaeujngunh dava, roxnaeuz

63

van'gyoz daengj ciudaeuz, gaendwk ciudaeuz yisiz fwtfat mbouj miz, daengx ndang gyaengjgywt、fatbaenz hwnjgeuq baenzcaenh baenzcaenh, diemheiq camhdingz caeuq nyouhrad, moix mbat fatbingh daihgaiq geij faen cung. Soj miz bouxbingh cingsingj le, doiq fatbingh ndawde cungj mbouj ndaej dauqngeix hwnjdaeuj. Seiz dingzyiet itbuen mbouj miz maz mbouj baenzyouq. Ywcuengh heuhguh "fatbagmou", mbokgok ywfap cujyau yungh youq seiz yietdingz.

【Yw bingh fuengfap】

Aeu hezvei dacuih、sinhyiz、sinzmwnz、ganhyiz、cuzsanhlij、cangzgyangz、yauhyiz、funghlungz、daicungh. Gek ngoenz yw mbat ndeu, 10 ngoenz guh aen liuzcwngz ndeu.

【Gijsaeh haeujsim】

1. Seiz fatbingh yaek gibseiz yungh cungh sih yih giethab yw bingh.

2. Haeujsim guhhong yietnaiq giethab, mbouj ndaej naiq gvaqbouh caeuq cingsaenz gaenjhaen.

3. Mbouj ndaej camgya yungyiemj vueddoengh, lau fatseng gijsaeh liuh mbouj daengz.

Ngeihcib it. Binghgwnghnenzgiz

【Daihgaiq lwnh】

Binghgwnghnenzgiz dwg mehmbwk bingh ciengzraen, dwg cungj bingh gyoebhab mehmbwk daj cungnienz dohgvaq lauxnienz gaihdon（45～55 bi）, aenvih rongzva gunghnwngz nyiegdoiq roxnaeuz siusaet, nyexbaenz ndaw ndang daise gihnwngz gemjdoiq, neifwnhmi gunghnwngz saetdiuz caeuq cizvuz sinzgingh gunghnwngz luenh. Linzcangz ciengzciengz dwg gak boux miz mbouj doengz, dingzlai dwg yezgingh luenh, simfanz ndat hanh lai, gyaeujngunh simdiuq, simfanz yungzheih fatheiq, roxnaeuz simcingz nyapsaebsaeb, ngeiz lai lumzlangh, naetnaiq mbouj miz rengz daengj binghhyiengh.

【Yw bingh fuengfap】

1. Cujyau hezvei aeu sinyiz、gvanhyenz、sinzmwnz、cuzsanhlij、sinhyiz、nei'gvanh；boux dwg yaemhaw gya daicungh、sanhyinhgyauh；boux dwg yiengzhaw gya mingmwnz、cunghfuz、gihaij；boux dwg heiqdaep mbouj doeng gya yangzlingzcenz. Gek ngoenz yw mbat ndeu, 10 mbat guh aen liuzcwngz ndeu.

2. Aeu hezvei dacuih、sinhyiz、gihaijyiz；aeu sinhcu、bizyiz、sinyiz；aeu sinhyiz、sanhyinhgyauh. Moix mbat it cuj, yungh ywmbok mbokgok fuengfap roxnaeuz camz

cim le mbokgok.

3. Aeu ganhyiz、sinhyiz、sinyiz、sinhcu、gwzyiz caeuq ndokaek daengz ndokhwet song mbiengj rongznyouh ginggvaq henzndaw sinzhingzsienq. Louz mbok 20 faen cung. Gek ngoenz yw mbat ndeu, 10 mbat guh aen liuzcwngz ndeu.

【Gijsaeh haeujsim】

1. Yaek naihsim sijsaeq guh gijhong simleix haidoeng, gejcawz youheiq ndawsim bouxbingh, sawj de haengj boiqhab yw bingh.

2. Mbokgok yw bingh doengzseiz, bouxbingh cihgeij guh baujgen naenxnod, demgya yw bingh yaugoj.

3. Vih ancienz dohgvaq gwnghnenzgiz, bouxbingh wnggai rox geij diemj lajneix:

(1) Cam canghyw gwnghnenzgiz sengleix bienqvaq daegdiemj, doiq gwnghnenzgiz daeujdaengz simleix cunjbei yaek gaeuq.

(2) Gohyoz hableix anbaiz caiqlix cingqdeng doiqdaih ngoenznaengz gwndaenj. Laebdaeb habdangq guh dijyuz duenhlienh, sawj ndang engq cangq.

(3) Baujciz sim'angq, sawj cingsaenz cihgeij miz baenghdak. Gag cihgeij cuengqsoeng, sawj cihgeij youq ndaw swnghhoz vanzging haenx huzndei raixcaix.

(4) Hag rox gag diuzcez. Leihyungh cihgeij fungfouq gingniemh caeuq dungxcaiz, fatok yawz ndat, vunz laux sim mbouj laux.

(5) Mbouj ndaej muenz bingh mbouj yw. Cienfanh mbouj ndaej aenvih lau baenzbingh damnguh duenqbingh caeuq yw bingh.

CIENG DAIHNGEIH   GIJBINGH VAIGOH

It. Najin

【Daihgaiq lwnh】

Najin dwg cungj bingh daihhaj ukgyaeuj sinzgingh （samca sinzgingh） faennga fanveiz ndawde fanfuk indot, gijin dwg baenzcaenh baenzcaenh、yaepyet、lumj cax heh、lumj dienh bungq、lumj feiz cik nei, mbouj roxnyinh mbouj miz daengj sinzgingh gunghnwngz mbouj ndei, gwzgvanh genjcaz hix mbouj miz binghleixsingq sonjhaih. Gij bingh'aen de lij caengz cingcuj. Fatbingh seiz moix mbat geij miux cung daengz geij faen cung, seiz yietdingz mbouj indot, fatbingh baez soq mbouj dingh. Indot ndaej aenvih bungqdaengz bajnaj mbangj giz couh raen in, gizhaenx heuhguh diemjbanjgih. Indot lai raen youq naengbak laj、yiemhndaeng、gvaengzda daengj, haicij yiengq baihrog sanqfat. Cungj bingh neix dwg ywcuengh "najin" fancouz.

【Yw bingh fuengfap】

Aeu hezvei funghciz、vai'gvanh、funghmwnz、cuzlinzci. Gemjnaj in aeu genzliuz、swbwz、giliuz、sinhsez、neidingz; gwnz laj gimzhangz in, aeu ya'gvanh、dayingz、gyazceh、yifungh、hozguz. Moix ngoenz yw mbat ndeu, 10 mbat guh aen liuzcwngz ndeu.

【Gijsaeh haeujsim】

1. Najin faen yienzfatsingq caeuq lienzfatsingq song cungj, yaek cazrox yienzaen, doiq bingh'aen yw bingh.

2. Boux yw nanz mbouj ndei, ndaej gyoebhab yw bingh.

Ngeih. Najgyad

【Daihgaiq lwnh】

Najgyad dwg naj sinzgingh deng sonjsieng nyexbaenz noh naj yinhdoengh gunghnwngz mbouj cingqciengz. Faen baenz couhveizsing caeuq cunghsuhsing song cungj. Couhveizsing najgyad dwg aenvih ndaw gingyuij duzgungj gaenjgip mbouj miz nong fatyienz nyexbaenz, hix ndaej heuhguh naj sinzgingh in. Linzcangz raen mbiengj naj bingh nohgyad, vegriz najbyak mbouj miz lo, mbouj ndaej nyaeuq najbyak, bak da mbitmbieng, luengq ndaeng naengbak bingz, mbiengj fatbingh cehda loh okdaeuj, lae raemxda daengj, youq deng rumz ci nitliengz le fatbingh lai, ndang caeuq genga yinhdoengh mbouj miz maz gitgaz. Cunghsuhsing najgyad dwg aenvih ndaw ukgyaeuj baenzbingh, lumj sailweduk baenzbingh daengj nyexbaenz. Linzcangz raen dwg gok bak mbitmbieng, luengq ndaeng naengbak bingz, nohnaj yinhdoengh cingqciengz, cungj bingh neix dingzlai cab miz genga ndangdaej gyad. Ywcuengh heuhguh "najgyad". Ywcuengh laihnaeuz dingzlai dwg youz cingqheiq mbouj cuk, megloh hoengqhaw, hen rog mbouj maenh, rumzyak swnh haw haeuj ndaw gingloh bae, lwed heiq saekcaet, bajnaj ginggaen mbouj ndaej rubciengx, sawj nohnaj soengrungq mbouj ndaej sou, couh baenz najgyad.

【Yw bingh fuengfap】

1. Aeu hezvei funghciz、dacuih、dicangh、gyazceh、ya'gvanh、genhcing、funghmwnz. Moix ngoenz roxnaeuz gek ngoenz yw mbat ndeu, 5 mbat guh aen liuzcwngz ndeu.

2. Aeu hezvei yangzbwz、dicangh、daiyangz、yindangz、funghmwnz. Moix ngoenz yw mbat ndeu, 3 mbat guh aen liuzcwngz ndeu.

【Gijsaeh haeujsim】

1. Seiz fatbingh gaenjgip, wnggai aeu gibseiz siucawz sinzgingh foegfouz, baujhoh sinzgingh daengj gyoebhab yw bingh.

2. Mingzbeg duenqdingh caeuq yw yienzfatbingh.

Sam. Najhwnjgeuq

【Daihgaiq lwnh】

Najhwnjgeuq dwg aenvih naetnaiq gvaqbouh、deng nit、simcingz gikdoengh、cingsaenz gaenjhaen、gangjvah daiq lai daengj yienzaen nyexbaenz nohnaj hwnjgeuq. Samca sinzgingh in roxnaeuz sinzgingh bajnaj fatyienz geizlaeng, ndaej gyonjfat cungj bingh neix. Ywcuengh heuhguh "naj hwnjgeuq".

【Yw bingh fuengfap】

1. Aeu hezvei daiyangz、dicangh、genhcwng、ya'gvanh. Sien yungh hauzcim camz, caiq yungh mbok iq gok. Gek ngoenz yw mbat ndeu, 5 mbat guh aen liuzcwngz ndeu.

2. Aeu hezvei dicangh、cwngzciengh、gyazceh、ya'gvanh、yangzbwz、swbwz、

daiyangz. Aeu hezveiz mbiengj bingh, guh mbangj giz cangzgveih siudoeg le, yungh cimmeizva camz, sawj ok di lwed ndeu. Camz cim le caiq yungh aenmbok bak iq gok 5～8 faen cung. Gek ngoenz yw mbat ndeu, 5 mbat guh aen liuzcwngz ndeu.

【Gijsaeh haeujsim】

1. Diuz ndei simcingz, baujciz sim'angq bingzhuz, haeujsim guhhong hix yaek yietnaiq.

2. Mingzbeg yienzaen, itdingh aeu seiz gyoebhab yw bingh.

Seiq. Hwkin

【Daihgaiq lwnh】

Hwkin dwg giz cingqmingq gimzhangz duqndok raen in、gyaengj、ciengz miz danzyiengj、ajbak mbouj swnh、yinhdoengh gimzhangz miz gitgaz caeuq noh nyaij doxgaiq mbouj miz rengz daengj binghyiengh, geizlaeng ndaej hwngfat baenz duqndok gezgou luenh, vanzlij raen duqndok gicizsing buqvaih. Cungj bingh neix itbuen dwg bouxcoz bouxcungnienz baenz lai, cujyau dwg caeuq rumzyak rog cimq, roxnaeuz daep mak mbouj cuk, nyinz meg mbouj ndaej ciengx daengj yinhsu mizgven.

【Yw bingh fuengfap】

Aeu hezvei ya'gvanh、gyazceh、hozguz、vai'gvanh caeuq giz diemj gietgeng roxnaeuz diemj naenx in, cungj dwg aeu hezvei mbiengj in haenx. Gek ngoenz yw mbat ndeu, 5 mbat guh aen liuzcwngz ndeu.

【Gijsaeh haeujsim】

Cungj yw bingh fuengfap neix cij dwg guh bangbouj yw bingh, itdingh aeu seiz wnggai cunghyih sihyih giethab yw bingh.

Haj. Ndokhozin

【Daihgaiq lwnh】

Ndokhozin youh heuhguh binghgyoebhab ndokhoz, dwg aenvih hoh ndokhoz sukdoiq binghbienq, ndok demseng, yindai caeuq muegduqndok doiqbienq roxnaeuz gyana, gikcoi caeuq ap hoz sinzgingh、sailwed、goeksinzgingh、gyaugamj sinzgingh caeuq seiqhop yenjcujciz, nyexbaenz gijbingh gyoebhab. Linzcangz raen miz mboenqhoz in、gyaengj、nanq mbouj baenzyouq, gijin ndaej cij daengz genbongz、lwgfwngz, cab miz gyaeujngunh、gyaeujdot、wen、ninz mbouj ndaek fangzhwnzloq lai、rwzokrumz、rwznuk, miz seiz ndaej raen giz cihboiq goeksinzgingh deng ap haenx, naengnoh roxnyinh gemjnyieg, gijnoh mbouj daiq miz rengzdanz, noh reuq daengj binghyiengh.

Cungj bingh neix dwg ywcuengh "ndokhozin"、"gyaeujin" fancouz.

【Yw bingh fuengfap】

Cujyau hezvei aeu dacuih、sinhcu、genhcinh、yangzlingzcenz、ahsiyez. Langh bangxmbaq gen in gya ginglingz（daihseiq ndokhoz daengz daihhaj ndokhoz cungqgyang、genhcingj、denhcungh、gizciz; langh mboengqhoz caeuq baihlaeng in mbouj baenzyouq, gya genhcunghyiz、ginglingz、sinhsez. Ndaej sien guh doinod naenxnod, caiq yungh ywmbok mbokgok yw bingh. Gijyw cawj mbok danyw ndaej genj yungh gaeuhaijfungh、gaeunyinzhaeux、nywjcougaen、ciennienzgienq、moeggva、nywjdouqndok、samgakfung gak 30 gwz. Gek ngoenz yw mbat ndeu, 10 mbat guh aen liuzcwngz ndeu.

【Gijsaeh haeujsim】

1. Wnggai haeujsim mboenqhoz fuengznit baujraeuj, daegbied dwg seizdoeng yaek daenj buh lingx sang, sawj mboenqhoz baujraeuj.

2. Cungj bingh neix caeuq guhhong mizgven lai, boux gvaigi、misuh、bouxdajyaenq daengj youq henzdaiz guhhong haenx raen haemq lai, wnggai haeujsim habseiz doenghdoengh mboenqhoz, habdangq naenxnod mboenqhoz.

3. Ninz seiz swiz gyaeuj caeuq bangxmbaq gijsang wnggai habngamj, gaej daiq sang roxnaeuz daiq daemq.

Roek. Doekswiz

【Daihgaiq lwnh】

Doekswiz youh heuhguh "saetswiz"、"mboenqhoz nyinzsieng". Aenvih ninz seiz ndangyiengh mbouj hab, mboenqhoz niujsieng, roxnaeuz naetnaiq gvaqbouh caiq gya deng dwgliengz, nyexbaenz noh mboenqhoz hwnjgeuq. Linzcangz gwnz cujyau raen hozgyaengj、nanq、in、cienjdoengh mboujbienh, boux bingh naek indot ndaej cij daengz aengyaeuj caeuq gen. Cungj bingh neix dwg ywcuengh "doekswiz" fancouz.

【Yw bingh fuengfap】

1. Aeu hezvei genhcingj、funghmwnz、vai'gvanh、dacuih、genhcunghyiz、genhvaiyiz、ahsihez. Moix ngoenz yw mbat ndeu, 3 mbat guh aen liuzcwngz ndeu.

2. Aeu hezvei dacuih、hozguz、genhliuz、genhcunghyiz、genhvaiyiz、funghmwnz、ahsihez. Moix ngoenz yw mbat ndeu, 3 mbat guh aen liuzcwngz ndeu. Ndaej boiqhab hezvei guh doinod naenxnod.

3. Bouxbingh ndaej gag nodnaenx mbangj giz, sawj mbangj giz cujciz soeng, gaijndei mbangj giz raemxlwed riuz baeudauq, coicaenh hoizfuk ndangcangq.

【Gijsaeh haeujsim】

1. Wnggai aeu sujbaq ndat oep mboenqhoz, daengz liengz le caiq vuenh, gaijndei mbangj giz raemxlwed sinzvanz.

2. Haeujsim mbangj giz fuengznit baujraeuj, daegbied dwg doengxhaemh mboenqhoz yaek baujraeuj.

3. Bouxbingh ndaej gag nodnaenx mbangj giz, nodsoeng mbangj giz cujciz, gaijndei mbangj giz raemxlwed sinzvanz, coicaenh ndang dauq cangq.

Caet. Bangxmbaq in

【Daihgaiq lwnh】

Bangxmbaq in couh dwg cungj bingh duqmbaq seiqhop in, youh heuhguh rumzlaeuhmbaq、hajcibmbaq, dwg duqnangz caeuq duqmbaq seiqhop yenjcujciz doiqsuk, fatyienz binghbienq. Linzcangz cujyau raen mbiengj ndeu roxnaeuz song mbiengj mbaq duq in, iet rog、yaengx hwnj, baenq rog caeuq baenq ndaw daengj mbouj ndaej doengh lai, ciengzciengz aenvih dienheiq bienqvaq roxnaeuz naetnaiq nyexbaenz, doengxngoenz bingh haemq mbaeu doengxhaemq haemq naek. Geizlaeng baenz nohreuq, dongqmbaq doed hwnjdaeuj, doenghdanh engqgya in. Cungj bingh neix boux hajcib bi baedauq haengj baenz, mehmbwk fatbingh lai gvaq bouxsai. Cungj bingh neix dwg ywcuengh "bangxmbaq in" fancouz.

【Yw bingh fuengfap】

1. Aeu hezvei funghciz、dacuih、genhyiz、genhvaiyiz、genhliuz、genhcinh、denhcungh、ahsiyez. Gek ngoenz yw mbat ndeu, 10 mbat guh aen liuzcwngz ndeu.

2. Aeu hezvei genhyiz、genhcingj、denhcungh、genhliuz、gizciz、sauhaij、ahsihez. Gek ngoenz yw mbat ndeu, 10 mbat guh aen liuzcwngz ndeu.

3. Youq bangxmbaq aeu ahsihez, yienzhaeuh youq gonqlaeng de swix gvaz aeu meizvahhez. Gek ngoenz yw mbat ndeu, 10 ngoenz guh aen liuzcwngz ndeu.

【Gijsaeh haeujsim】

1. Haeujsim fuengznit baujraeuj, fuengz binghcingz gya naek. Doengzseiz wnggai haeujsim doenghdoengh duq mbaq, mbouj ndaej aenvih in lau doengh、sawj nemlienz gya naek, laeghaed duq mbaq vueddoengh.

2. Giethab gunghnwngz duenhlienh, doiq coicaenh ndang dauq cangq miz leih.

3. Ndaej boiqhab camz cim yw bingh.

Bet. Ndoksej in

【Daihgaiq lwnh】

Ndoksej in dwg giz ndeu roxnaeuz geij giz ndoksej sinzgingh in, ae、haetcwi、 diemheiq laeg seiz gya naek, ndaej yiengq doengz mbiengj mbaq baihlaeng cij in, miz fatbingh engqgya in daegcwng. Genjcaz ndaej raen naengnoh gvaengxlaengx roxnyinh gominj, riengz henzbien ndoksej miz naenx in. Bingh lah、baezfoeg caeuq rogsieng daengj dwg baenz ndoksej in cujyau yienzaen. Cungj bingh neix ywcuengh heuhguh "ndoksej in".

【Yw bingh fuengfap】

Genj giz in hezvei ahsihez, yungh cimmeizva camz, hawj mbangj giz naengnoh hoengzciengq couh ndaej lo, boiqhab hezvei hangzgenh、yangzlingzcenz、yinhlingzcenz、 vazdoz gyazgizhez aek 1~8 guh mbokgok, gek ngoenz yw mbat ndeu, 5 mbat guh aen liuzcwngz ndeu.

【Gijsaeh haeujsim】

1. Caz yienzaen cingcuj, siucawz fatbingh yinhsu.

2. Diuz cingsaenz ndei, baujciz sim'angq.

Gouj. Hwetniujsieng

【Daihgaiq lwnh】

Hwetniujsieng dwg aenvih buen ram doxgaiq naek yungh rengz mbouj hab, nyexbaenz giz hwet noh、muegnyinz、yindai daengj sonjsieng. Linzcangz binghyiengh dwg hwetin、mbouj ndaej ngaem ngiengx cienj ngeng daengj vueddoengh. Ywcuengh heuhguh "hwetniujsieng".

【Yw bingh fuengfap】

Aeu hezvei veijcungh、ahsihez, ndoksaen giz hohndok、song mbiengj gyazlaeng sanggiz. Sien aeu veijcunghhez、ahsihez yungh cimsamlimq diemjcamz 3~5 cim, daengz miz di yaemq lwed couh ndaej lo, caiq guh mbokgok, doengzseiz youq ndoksaen giz hohndok、song mbiengj gyazlaeng sanggiz mbokgok. Moix ngoenz roxnaeuz gek ngoenz yw mbat ndeu, 5 mbat guh aen liuzcwngz ndeu.

【Gijsaeh haeujsim】

1. Geiz gaenjgip haeujsim yietnaiq, ninz mbonq benjgeng, daengj binghyiengh haemq ndei le, habdangq guh noh laenghwet gunghnwngz duenhlienh, sawj rengzhwet hoizfuk.

2. Giz hwet mbouj ndaej yungh rengz gvaqbouh, haeujsim guhhong hix yaek yietnaiq.

Cib. Hwetin

【Daihgaiq lwnh】

Hwetin ndaej youz gizhwet nohhwet、muegnyinz、yindai、yenjcujciz sonjsieng, bau'gvat nohhwet dwgrengz deng sieng、vazmozgenzdun、ndoksaen hohndok doed、ndoksaen fatyienz、ndoksaen vangdoed binghcab、ndoksaen foeghung nyexbaenz. Linzcangz binghyiengh dwg giz hwet inndumq, bingh nanz mbouj ndei, seiz mbaeu seiz naek, roxnaeuz bungq liengz、guhhong naiq couh engqgya in. Ywcuengh laihnaeuz cungj bingh neix dingzlai dwg youz hwet gaenjgip niujsieng, bingh nanz cix cienjbaenz binghmenh, roxnaeuz aenvih bingh nanz、guhhong daiq dwgrengz, nyexbaenz heiqmak siedsonj, caiq gya rumznit cumxyak cimqhaeuj nyexbaenz, dwg ywcuengh "hwetin" fancouz.

【Yw bingh fuengfap】

1. Aeu hezvei sinyiz、yauhyangzgvanh、yangzlingzcenz、veijcungh caeuq gizhwet diemjgiet. Sien youq ndoksaen soemdoed caeuq ndokgyaz ndawde caz diemjin roxnaeuz giz mazmwnh、nanq（couh dwg gizhwet diemjgiet）, yungh cimsamlimq diemjcamz 3～5 cim, caiq youq gizhaenx mbokgok. Moix ngoenz yw mbat ndeu, 10 mbat guh aen liuzcwngz ndeu.

2. Aeu hezvei sinyiz、gihaijyiz、dahwet、saimeg、ahsihez. Gek ngoenz yw mbat ndeu, 10 mbat guh aen liuzcwngz ndeu.

3. Aeu hezvei sinyiz、mingmwnz、dahwet、hwetyangzgvanh、yinhmwnz、yauhyiz、gihliuz、yangzlingzcenz、ahsihez. Moix mbat genj 3～4 aen hezvei. Gek ngoenz yw mbat ndeu, 10 mbat guh aen liuzcwngz ndeu.

【Gijsaeh haeujsim】

1. Gemjnoix vueddoengh, haeujsim yietnaiq, ceiq ndei ninz mbonq benjgeng.

2. Ndaej boiqhab camz cim caeuq vueddoengh diuzhwet, yaugoj haemq ndei, lumj camz hezvei houhih、diuzgouj、yinzcungh、cancuz. Doiq boux hohndok ndoksaen luetok haenx, genjyungh suhboh, sawj gijnoh cezliz diuqdoengh, ndaej coicaenh de fukvih.

3. Ndaej giethab doinod naenxnod, guh gizhwet baujgen.

Cib'it.　Nohcaekhaexin

【Daihgaiq lwnh】

Nohcaekhaexin dwg aenvih nohcaekhaex hwnjlwed、foegfouz、hwnjgeuq caeuq bizna daengj gikcoi roxnaeuz apbik sinzgingh ndoknaengh, nyexbaenz caekhaex caeuq sinzgingh ndoknaengh in daengj lai cungj binghyiengh. Linzcangz binghyiengh raen dwg caekhaex in, cab miz sinzgingh ndoknaengh in roxnaeuz naenx in, gahengh henzrog cungjsinzgingh giz faenbouh in. Giz noh caekhaex raen naenxin caeuq cijin, mbangj giz raen miz baenz diuz doed hwnjdaeuj roxnaeuz gvaengxlaengx lengq giz gya na, gijnoh soeng'unq, cikga ietsoh daixsang sawqniemh dwg yangzsing, nohcaekhaex gaenjhaen sawqniemh dwg yangzsing. Cungj bingh neix ywcuengh heuhguh "nohcaekhaexin".

【Yw bingh fuengfap】

1. Aeu hezvei hwetyangzgvanh、gvanhyenzyiz、gihliuz、sinyiz、vanzdiu、veijcungh、yinhmwnz. Moix ngoenz roxnaeuz gek ngoenz yw mbat ndeu, 7 mbat guh aen liuzcwngz ndeu.

2. Cujyau hezvei aeu yangzlingzcenz、vanzdiu、cibenh、giuhhih、cwngzsanh、cuzsanhlij、ahsihez. Moix ngoenz roxnaeuz gek ngoenz yw mbat ndeu, 7 mbat guh aen liuzcwngz ndeu.

【Gijsaeh haeujsim】

Seiz yw bingh haeujsim yietnaiq, guhhong hix yaek yietnaiq, doiq ndangdaej dauq cangq miz leih.

Cibngeih. ndoknaengh'in

Ndoknaengh'in dwg cungj bingh doenghgij gyoebbaenz ndoknaengh sinzgingh haenx, couh dwg sinzginghgoek、sinzginghdaengj roxnaeuz sinzginghmeh bonjndang, deng gak cungj yinhsu yingjyangj, nyexbaenz ndoknaengh sinzgingh doengloh caeuq ndaw giz faenbouh de indot. Cujyau binghyiengh de dwg giz hwet、caekhaex、gagoek caeuq gahengh baihlaeng baihrog caeuq laengdin baihrog, duqbaeu rog fatseng cijin, coemhcik in roxnaeuz cim baek nei indot, doengh seiz engqgya in, cungj bingh neix daegbied binghyiengh dwg, iet soh daix sang sawqniemh cikga dwg yangzsing. Cungj bingh neix youq linzcangz gwnz, faen gwnhsing ndoknaengh sinzgingh in caeuq ganhsing ndoknaengh sinzgingh in. Gwnhsing ndoknaengh sinzgingh in, dingzlai youz ndoksaen hohndok doedok、ndoksaen baezfoeg、ndoksaen gezhwz daengj binghbienq nyexbaenz, indot ndaej aenvih ae、haetcwi、vanhwet、goemzgyaeuj seiz engqgya in; ganhsing ndoknaengh sinzgingh in dingzlai dwg youz ndoknaengh sinzgingh fatyienz nyexbaenz. Cungj bingh neix dwg ywcuengh "ndoknaengh'in" fancouz.

【Yw bingh fuengfap】

1. Gwnhsing ndoknaengh sinzgingh in aeu hezvei sinyiz、hwetyangzgvanh、mingmwnz、vanzdiu、cwngzsanh、veijcungh、ahsihez; ganhsing ndoknaengh sinzgingh in aeu hezvei vanzdiu、cwngzsanh、veijcungh、cuzsanhlij、giuhhih、ahsihez. Gek ngoenz yw bingh mbat ndeu, 10 mbat guh aen liuzcwngz ndeu.

2. Cujyau hezvei aeu sinyiz、vanzdiu、mingmwnz、cwngzsanh、veijcungh.

Hwetin gya aeu hwet 3∼5 gapsaen、yangzlingzcenz、cibenh；ga in gya aeu yinhmwnz、veijyangz、yenzcungh、yangzlingzcenz、giuhhih、gunhlwnz. Gek ngoenz yw mbat ndeu，10 mbat guh aen liuzcwngz ndeu.

3. Aeu hezvei vanzdiu、yinhmwnz、cibenh、yangzlingzcenz、yenzcungh、gunhlwnz、funghsi、ahsihez. Moix ngoenz yw mbat ndeu，6 mbat guh aen liuzcwngz ndeu.

4. Aeu hezvei cibenh、vanzdiu、cwngzsanh、yangzlingzcenz、sinyiz、giz yauhdij、caekhaex ahsihez. Gek ngoenz yw mbat ndeu，10 mbat guh aen liuzcwngz ndeu.

【Gijsaeh haeujsim】

1. Seiz gaenjgip wnggai ninz mbonq yietnaiq，haeujsim fuengznit baujraeuj.

2. Cazrox yienzaen，langh dwg baezfoeg、binghgezhwz nyexbaenz，yaek yw yienzfatbingh. Langh dwg ndoksaen hohndok doedok nyexbaenz，ndaej giethab doinod naenxnod yw bingh.

Cibsam. Dinfwngz hwnjin

【Daihgaiq lwnh】

Dinfwngz hwnjin dwg aenvih sailwed ietsuk diuzcez gunghnwngz mbouj cingqciengz nyexbaenz. Cungj bingh neix haengj fatbingh youq bajdin、ngeih dwg bajfwngz，boux bingh naek ndaej lah daengz seiqguengq caeuq daengx ndang. Linzcangz de raen haidaeuz caenh youq aidin roxnaeuz aifwngz fatbingh，fatbingh seiz giz bingh naengnoh hoengz、gawh、cikndat、okhanh，mbangj giz sailwed diuqdoengh lai naek，gag roxdaengz indot raixcaix，indot ndaej cugciemh gya daengz seiqguengq daengx ndang，dingzlai fatbingh youq banhwnz. Mbangj giz deng ndat、genga cuengq roengzdaeuj、ndwn、yinhdoengh couh engqgya indot. Yietnaiq，daix sang gaiq genga in haenx，aeu raemxcaep oep ndaej gemj mbaeu indot，caemhcaiq mbouj miz indot. Cungj bingh neix rag caez ndaej fat naengnoh gya na、ribfwngz gya na bienqbyot daengj gaijbienq. Dwg ywcuengh "dinfwngzin" fancouz.

【Yw bingh fuengfap】

1. Boux gen in aeu hezvei dacuih、genhcingj、gizciz、vai'gvanh、hozguz、ahsihez；boux ga in aeu hezvei cibenh、hezhaij、veijcungh、cuzsanhlij、daicungh、ahsihez. Moix ngoenz yw mbat ndeu，10 mbat guh aen liuzcwngz ndeu.

2. Boux gen in aeu hezvei vazdoz gyazcihez ndokhoz 5∼7、gizciz、vai'gvanh；boux ga in aeu hezvei vazdoz gyazcihez hwet 1∼5、cibenh、yangzlingzcenz. Gek ngoenz yw mbat ndeu，10 mbat guh aen liuzcwngz ndeu.

3. Boux gen in aeu hezvei betcez roxnaeuz gwnzbetcez（giz mboep laengfwngz daih

74

1~5 lwgfwngz hohndok henzlaeng ndawde), boux ga in aeu hezvei betfung roxnaeuz gwnz betfung. Gek ngoenz yw mbat ndeu, 10 mbat guh aen liuzcwngz ndeu.

【Gijsaeh haeujsim】

1. Mingzbeg yienzaen, doiq bingh yw bingh.

2. Haeujsim fuengznit baujraeuj, hab'wngq baihrog dienheiq bienqvaq.

Cibseiq. Gahengh caeuq din in

【Daihgaiq lwnh】

Gahengh caeuq din in dwg it cungj binghbienq raihdaengz seiqhop sailwed in. Cujyau dwg cimqhaih seiqguengq, daegbied dwg ga doenghmeg rauh iq, raen youq bouxcoz bouxcungnienz lai, dwg cunghyihyoz "dozcih" fancouz, ywcuengh heuhguh "gahengh caeuq din in". Linzcangz raen dwg cungj byaijndek dingzyiet, roxnaeuz laebdaeb indot, banhaemh engqgya youqgaenj, naengnoh fatliengz, roxnyinh mbouj doengz bingzciengz, saeknaeng gaijbienq, yingzyangj mbouj ndei, nohdai caeuq naeuh.

【Yw bingh fuengfap】

Aeu hezvei cwngzsanh、 sanhyinhgyauh、 sezguz、 yinhmwnz、 veijcungh、 yinhlenz、 fuzdu、 cizcwz. Gek ngoenz yw mbat ndeu, 10 mbat guh aen liuzcwngz ndeu. Cungj fuengfap neix yungh youq cikga binghbienq lai.

【Gijsaeh haeujsim】

1. Gimq ien gimq laeuj, mbouj gwn gijgwn miz gikcoi haenx.

2. Haeujsim fuengznit baujraeuj, mbouj ndaej hawj siengrog deng lah.

3. Haeujsim doiq bingh'aen yw bingh.

Cibhaj. Hohndokin

Hohndokin dwg hohndok fatyienz binghbienq, cujyau baugvat loihfungheiq hohndokin、 fungheiq hohndokin、 gijndok hohndokin、 dungfungh hohndokin daengj. Ywcuengh heuhguh "hohndokin", youh heuhguh "fungheiq ndokin"、 "fatvangh"、 "fwngzfung gafung". Cungj bingh neix cujyau binghyiengh dwg ndoknyinz、 noh、 hohndok indot, mazmwnh naekcaem, foegraengx vanzlij bienqyiengh, ngaeuiet mbouj bienh. Ywcuengh laihnaeuz cungj bingh neix cujyau dwg aenvih ndangvunz cingqheiq mboujcuk, fanfuk deng rumzcumx daengj doegyak, gij doegyak swnh haw haeujbae, saekcaet lohlungz lohfeiz, lwed heiq yinhbyaij mbouj swnh, saekcaet youq hohndok nyinz ndok nyexbaenz. Linzcangz gwnz cujyau faen binghnit caeuq binghndat song cungj. Langh raen hohndok indot naekcaem, miz giz in, bungz ndat loq ndei, bungz nit engqgya indot couh dwg binghnit; langh raen hohndok hoengzfoeg ndat in, lau naenx, bungz ndat engqgya in, bungz caep loq ndei couh dwg binghndat.

【Yw bingh fuengfap】

Cikgen aeu hezvei gizciz、hozguz、nei'gvanh、houhih caeuq ahsihez; cikga aeu hezvei vanzdiuq、liengzgiuh、yangzlingzcenz、funghsi、cuzsanhlij caeuq ahsihez; bangxmbaq aeu genhcunghyiz、genhcinh、genhyiz caeuq ahsihez; gizhwet aeu sinyiz、dahwet、gvanhyenz、doxdoiq gyazcizhez caeuq ahsihez. Sien youq soj aeu hezvei mbokgok, dawz mbok roengzma le, youq gizhaenx yungh cimsamlimq siudoeg sanq camz 3～5 cim, caiq guh daihngeih mbat mbokgok, sup di lwedcwk okdaeuj couh ndaej lo, ndaej boiqhab raemxyw ndatoep giz in. Raemxyw cawj mbok danyw: Binghnit yungh yw naengcijcwz, siujcon gak 40 gwz, gaeu'nyinzhaeux、gaeuhaexgaeq、hajcaujfung、samcienzsam gak 30 gwz, samgakfung、betgakfung gak 50 gwz, yiengfuzrin、goujcietfung gak 20 gwz. Binghndat yungh yw binhlangzcon 40 gwz, gaeunyinzhaeux、hajcaujfung gak 30 gwz, samgakfung、betgakfung、gaeu'nyinzgvangq gak 50 gwz, mauxdanhaeu、dungzcon gak 30 gwz, nywjcougaen 20 gwz.

【Gijsaeh haeujsim】

1. Bingzseiz haeujsim fuengznit baujraeuj, mbouj ndaej youq giz cumx youq.

2. Loihfungheiq hohndokin binghcingz beij fungheiq hohndokin engq hoj yw, mbouj dwg yw itseiz couh ndaej ndei, wnggai laebdaeb yw bingh.

3. Cungj bingh neix wnggai baizcawz ndok gezhwz、ndok baezfoeg, lau damnguh binghcingz.

Cibroek. Gahengh hwnjgeuq

【Daihgaiq lwnh】

Gahengh hwnjgeuq dwg noh gahengh sousuk youqgaenj, de dwg sawqmwh fatbingh、in、sousuk. Mehmbwk bouxlaux raen lai. Dingzlai dwg aenvih cikga naetnaiq gvaqbouh、vueddoengh seizgan nanz、deng nit gikcoi、gaiciz mboujcuk daengj nyexbaenz、linzcangz binghyiengh dwg mbangj giz nohgahengh doedhwnj、hwnjgeuq、in、bungq de raen haemq geng caiqlix mbouj ndaej cuengqsoeng, youq gyanghwnz daegbied dwg youq gyanghwnz nit ninz seiz fatseng lai, moix mbat fatbingh geij faen cung, ndaej fanfuk fatbingh, seiz dingzyiet mbouj miz maz mbouj baenzyouq. Ywcuengh heuhguh "gahengh hwnjgeuq".

【Yw bingh fuengfap】

Aeu hezvei veijcungh、veijyangz、yangzlingzcenz、cwngzsanh、gunhlwnz、daihih. Sien aeu veijcungh mbokgok le, yungh cimsamlimq diemjcamz $3 \sim 5$ cim, yienzhaeuh youq yienzlaiz hezvei caiq mbokgok yw bingh, daengz sup di raemxlwed ndeu okdaeuj couh ndaej lo. Doengzseiz youq hezvei wnq guh mbokgok. Gek ngoenz yw mbat ndeu, 10 mbat guh aen liuzcwngz ndeu.

【Gijsaeh haeujsim】

1. Haeujsim yietnaiq, gaej daiq naetnaiq.

2. Haeujsim fuengznit baujraeuj.

3. Habdangq bouj gijgwn hamz gai lai haenx.

Cibcaet. Giujdin in

【Daihgaiq lwnh】

Giujdin in dwg linzcangz ciengzraen fatbingh lai, raen youq bouxlaux lai, daegbied dwg bouxbiz. Cungj bingh neix baugvat lauz laj giujdin in、dogenmoz in、laj giujdin muegndok in、ndok giujdin ndokcoeg daengj bingh, dingzlai dwg siengrog、guhhong dwgrengz sonjsieng, nyexbaenz muegnyinz sonjsieng, roxnaeuz ndok giujdin hohndok doiqbienq gaiva、baenz ndokcoeg daengj yienzaen nyexbaenz, ywcuengh heuhguh "giujdin in". Linzcangz binghyiengh dwg giz giujdin in gawh, boux in youqgaenj, ndaej cij daengz gahengh baihlaeng, mbouj ndaej ndwn, hoj byaij. Giujdin baihndaw miz diemj in yienhda, caiqlix miz nyinz genggiet yiengh doxgaiq fanjwngq. Gij bingh'aen de dwg makhaw ndangnyieg, rumznit cumxyak swnh haw haeujbae, yakdoeg cwksaek; roxnaeuz aenvih bajdin siengrog, lwedcwk saek gingloh.

【Yw bingh fuengfap】

Aeu hezvei cwngzsanh、daihih、yangzlingzcenz、gunhlwnz、yungjcenz、cauhaij、veijcungh、ahsihez. Moix ngoenz yw mbat ndeu, 7 mbat guh aen liuzcwngz ndeu.

【Gijsaeh haeujsim】

1. Langh dwg bajdin bienqyiengh nyexbaenz, wnggai naemj guh vaigoh giujcingq.

2. Langh dwg aenvih ndokcoeg nyexbaenz, ndaej naemj giethab ywfap wnq guh yw bingh.

Cibbet. Noh'in

Noh'in dwg nem youq gwnz ndok gij nohgienq、yindai、lauzdemh、muegnyinz、noh utniuj gvaqbouh roxnaeuz deng rag nyexbaenz sonjsieng, baugvat foegfouz、hawjlwed mboujcuk nyexbaenz duqgiet、gaiqbau、nemlienz、gaiva、genggyaengj daengj. Gij linzcangz de cujyau dwg hoz、mbaq、hohgen、gengoenh、hwet、gyaeujhoq daengj, giz sonjsieng foeg、indot、naenx in、hohndok doengh gitgaz daengj.

【Yw bingh fuengfap】

1. Boux gen sonjsieng, aeu hezvei soujsanhlij、gizciz caeuq giz ahsihez；boux ga sonjsieng, aeu hezvei vanzdiu、yangzlingzcenz caeuq giz ahsihez；boux bangxmbaq baihlaeng sonjsieng, aeu hezvei genhcinh、genhcunghyiz、denhcungh、genhyiz、genhliuz caeuq giz ahsihez；boux giz hwet sonjsieng, aeu hezvei yauhyangzgvanh、veijcungh caeuq giz ahsihez. Moix ngoenz roxnaeuz gek ngoenz yw mbat ndeu, 10 mbat guh aen liuzcwngz ndeu.

2. Boux sonjsieng gaenjgip, aeu giz in ahsihez guh cangzgveih siudoeg le, yungh cimsamlimq sanq camz 3～5 cim, yienzhaeuh mbokgok 5～10 faen cung, ndaej sup di raemxlwed okdaeuj ceiq ndei；boux sonjsieng menhnumq, aeu giz in ahsihez caeuq hezvei laenzgaenh（ndaej aeu yiengh lumj meizvahhez）guh mbokgok. Boux sonjsieng gaenjgip, moix ngoenz yw bingh mbat ndeu, boux sonjsieng menhnumq, gek ngoenz yw bingh mbat ndeu, 5 mbat guh aen liuzcwngz ndeu.

【Gijsaeh haeujsim】

1. Haeujsim yietnaiq, mbouj ndaej daiq naetnaiq caeuq yinhdoengh gig haenq.

2. Itdingh aeu seiz ndaej giethab gwn yw roxnaeuz cat rog.

Cibgouj. Goekga mazin

【Daihgaiq lwnh】

Goekga mazin dwg cungj binghcab youz lai cungj yienzaen nyexbaenz goekga naengnoh sinzgingh sonjhaih, roxnyinh naengnoh mbouj doengz bingzciengz. Linzcangz raen mbiengj ndeu roxnaeuz song mbiengj gagoek baihnaj henzrog naengnoh mazmwnh roxnaeuz indot、lumj moedraih、lumj feiz cik、genggyaengj, ndwn roxnaeuz byaij daiq nanz engqgya youqgaenj, naengh roxnaeuz ninz yietnaiq le couh gig vaiq hoizndei. Genjcaz gagoek baihnaj henzrog naengnoh roxnyinh gemjdoiq roxnaeuz gominj, mbouj miz nohreuq roxnaeuz yingjyangj yinhdoengh gunghnwngz. Ywcuengh heuhguh "goekga mazin".

【Yw bingh fuengfap】

Cujyau hezvei aeu funghsi、bizgvanh、feihyangz、fuzdu、ahsihez. Boux caepcumx youqgaenj gya yangzlingzcenz、sanhyinhgyauh；boux cwksaek gya hezhaij. Gek ngoenz yw mbat ndeu, 10 mbat guh aen liuzcwngz ndeu.

【Gijsaeh haeujsim】

1. Habdangq yinhdoengh, fuengzre cikga in haenx gunghnwngz souhdaengz

yingjyangj.

2. Mwh cikga bingh haenx mazmwnh, raemx swiq din mbouj ndaej daiq ndat, yaek re logsieng.

Ngeihcib. Hwnjbaezin

【Daihgaiq lwnh】

Hwnjbaezin dwg aenvih buzdauzgiuzgin saek gimhenj daj mauznangz caeuq bizcihsen de ciemq haeujbae, nyexbaenz cungj bingh naengnoh gaenjgip baeznong. Fatbingh youq giz mauznangz caeuq bizcihsen fungfouq haenx, lumj aen'gyaeuj bajnaj、 mboenqhoz、 lajeiq caeuq caekhaex daengj, linzcangz raen mauznangz miz dipgiet iq （aenbaez） loq doed, hoengzfoeg yienhda, bien'gyaiq mbouj cingcuj, gwnzdingj miz nong, cungqgyang miz ngeuq caetnong, gvaq geij ngoenz le ngeuq caetnong luetdoek, baiz gij raemxnong okdaeuj couh ndei lo, ndei le louz miz gijnangq caeuq seiqhop saek hoengz. Cunghyih heuhguh "baez"、 "baeznong", ywcuengh heuhguh "hwnjbaezin". Dingzlai dwg aenvih ndatdoeg mbouj ndaej baiz okdaeuj, saekcaet youq ndaw noh nyexbaenz.

【Yw bingh fuengfap】

Aeu hezvei sinhcu、 veijcungh、 ganhyiz、 dacuih、 gizciz、 lingzdaiz、 cikcwz. Sien aeu sinhcu、 veijcungh, yungh cimsamlimq diemjcamz 3～5 cim, caiq guh mbokgok yw bingh, ndaej sup di raemxlwed okdaeuj ceiq ndei. Hezvei wnq doengzseiz mbokgok. Gek ngoenz yw mbat ndeu, 5 mbat guh aen liuzcwngz ndeu.

【Gijsaeh haeujsim】

1. Boux mbokgok lai mbat lij mbouj raen ndei, ndaej gya yw dingj lah cungh sih yih yw bingh.

2. Noix gwn gijgwn manh miz gikcoi haenx.

Ngeihcib it. Doenghduz haeb （ndat） sieng

【Daihgaiq lwnh】

Doenghduz haeb （ndat） sieng dwg deng doenghduz miz doeg baugvat ngwzdoeg、 duzdoq、 duzhezswj、 sipndangj daengj haeb （ndat） sieng le, gijdoeg sanq youq ndaw naeng, nyexbaenz foeg、 indot daengj binghyiengh, miz mbangj lij ndaej nyexbaenz daengx ndang dengdoeg binghyiengh, caemhcaiq dai bae. Mbokgok ywfap cujyau habyungh youq doenghduz haeb （ndat） geizcaeux, ndaej sup baiz gijdoeg okdaeuj.

【Yw bingh fuengfap】

Sien ra daengz conghsieng haeb （ndat）, yungh cimsamlimq diemjcamz, roxnaeuz

79

yungh caxsoujsuz heh vetvang dwk, yienzhaeuh youq gizhaenx mbokgok, caiqlix daj giz gaenh ndangdaej cugciemh yiengq gizgyae yiengq baksieng fuengyiengq apnaenx, caenhliengh baizdoeg okdaeuj, ndaej louz mbok 10 faen cung baedauq. Ciemz mbok okdaeuj le, yungh raemxgyu sengleix roxnaeuz gauhmungjsonjgyaz raemx liu fanfuk cungswiq baksieng.

【Gijsaeh haeujsim】

Deng ngwzdoeg daengj haebsieng le yaek gibseiz cawqleix, soengq bae yihyen ciengjgouq yw bingh.

Ngeihcib ngeih. Mbeiin

【Daihgaiq lwnh】

Mbeiin dwg binghmbeirin caeuq mbei hidungj lah bingh ndawde ceiq ciengzraen, raen youq mbei gietrin、mbeihuj gaenjgip、mbeihuj menhnumq gip fatbingh、conghmbei miz deh caeuq mbeiguenj fathuj miz nong gaenjgip saekcaet daengj. Linzcangz raen dwg dungxgwnz baihgvaz giemqdoed baihlaj vutyienz baenzcaenh baenzcaenh niujin, caiqlix yiengq mbaq gvaz baihlaeng cij in, cab miz dungxfan rueg、najhau dinfwngz unq daengj binghyiengh. Dwg ywcuengh "mbeiin" fancouz.

【Yw bingh fuengfap】

1. Cujyau hezvei aeu yangzlingzcenz、mbeihez、mbeiyiz. Boux daep heiq mbouj doeng gya gizmwnz、giuhhih; boux daep mbei cumxndat gya yizhez、canghmwnz、daepyiz. Louz mbok 10 faen cung. Moix ngoenz roxnaeuz gek ngoenz yw mbat ndeu, 5 mbat guh aen liuzcwngz ndeu.

2. Aeu hezvei sinzdau、mbeiyiz、duzyiz、yizyez、gwzyiz caeuq baihlaeng gvaz diemj naenx in. Sien youq gwnz hezvei naenxnu 10 faen cung, yienzhaeuh mbokgok. Gek ngoenz yw mbat ndeu, 5 mbat guh aen liuzcwngz ndeu.

【Gijsaeh haeujsim】

1. Boux bingh youqgaenj yaek mingzbeg yienzaen, cungh sih yih giethab yw bingh. Langh dwg mbeiguenj nong saek in, itdingh doq soengq bae yihyen yw bingh.

2. Mbouj ndaej gwn gijgwn van biz haenx, noix gwn gijgwn manh miz gikcoi haenx.

Ngeihcib sam. Makin

【Daihgaiq lwnh】

Makin dwg mak caeuq sainyouh gietrin cujyau binghyiengh. Linzcangz raen dwg hwet dungx niujin baenzcaenh baenzcaenh, ndaej yiengq dungxbongq、vaiyinh、goekga henzrog cij in, dingzlai cab miz nyouh lwed、nyouh lai、nyouh gip、nyouh in daengj miniu hidungj saekcaet caeuq deng lah binghyiengh. Dwg ywcuengh "makin"、"ga'in" fancouz.

【Yw bingh fuengfap】

Aeu hezvei sinyiz、swliuz、sanhciuhyiz、cisiz、gvanhyenzyiz、ahsihez（giz mak diemj naenx in）. Youq hezvei baihgwnz guh mbokgok, ndaej sawj indot hoizndei. Bingzseiz ndaej aeu hezvei sinyiz、gvanhyenz、cunghgiz、yinhlingzcenz、sanhyinhgyauh mbokgok, ndaej coicaenh ringiet baiz okdaeuj.

【Gijsaeh haeujsim】

1. Geiz yw bingh yaek lai gwn raemx、lai doengh, itdingh aeu seiz cungh sih yih giethab yw bingh.

2. Boux binghcingz haemq naek、gietrin haemq hung haenx, ndaej naemj gizyawz soiqrin、baizrin fuengfap.

Ngeihcib seiq. Nyouhciengq

Nyouhciengq youh heuh "nyouhhaep", dwg cungj bingh ciengzraen ndaw rongznyouh romlouz daihliengh raemxnyouh cix mbouj ndaej baiz okdaeuj. Ciuq fatbingh menh gip, ndaej faenbaenz binghgip caeuq binghmenh song cungj. Mbokgok fuengfap habyungh youq aenvih conghbuenz、caetconq、veiyinh daengj bouhvih fathuj、dengsieng roxnaeuz senglwg、guh soujsuz le, indot gikcoi nyexbaenz rongznyouh gvazyozgih hwnjgeuq baenz nyouhciengq, caeuq ukngviz binghbienq、cingsaenz dengsieng、gijyw fanjwngq daengj sinzgingh cihboiq gitgaz nyexbaenz nyouhciengq; doiq boux aenvih baihlaj lohnyouh caeuq seiqhop cujciz yenzcwng、baezfoeg daengj gihgaising soj nyexbaenz haenx, yaugoj mbouj yienhda. Cungj bingh neix dwg ywcuengh "nyouhciengq" fancouz.

【Yw bingh fuengfap】

1. Aeu hezvei gvanhyenz、cunghgiz、suijdau、sanhyinhgyauh、cuzsanhlij、daicungh. Ndaej sien aeu daicungh camz cim, yungh sefap, louz cim 30 faen cung, gizyawz hezvei guh mbokgok, louz mbok 10 faen cung, moix ngoenz yw mbat ndeu.

2. Aeu hezvei gihaij、cuzsanhlij（sueng）、yinhlingzcenz（sueng）、sanhyinhgyauh（sueng）. Sien aeu gihaij, yungh cimsamlimq diemjcamz 2～3 cim, caiq guh mbokgok, daengz sup di raemxlwed okdaeuj couh ndaej lo. Doengzseiz youq cuzsanhlij、yinhlingzcenz、sanhyinhgyauh dandog mbokgok. Moix ngoenz yw mbat ndeu.

81

【Gijsaeh haeujsim】

1. Bouxbingh gemj noix gwn raemx, gimq doengzfuengz.

2. Bouxbingh nyouhciengq ndaej gag naenxnod, yungh angjfwngz daj rongznyouh lajdaej yiengq baihlaj menhmenh nodnaenx, mbouj ndaej yungh rengz daiq haenq, caiqlix yungh daeh raemxndat roxnaeuz sujbaq ndat oep giz dungxbongz.

3. Rongznyouh rom nyouh haemq lai, bouxbingh ciengqrim mbouj baenz youq seiz, wnggai doq yw bingh, fuengbienh guh yinxnyouh soujsuz.

Ngeihcib haj. Nyouh'in

【Daihgaiq lwnh】

Nyouh'in dwg bouxsai miniu hidungj bingh ciengzraen, Itbuen raen youq bouxcoz bouxcungnienz lai. Yienhdaih yihyoz laihnaeuz gij bingh'aen de dwg aenvih sigin、binghdoeg、cihyenzdij、yihyenzdij daengj cimqhaeuj sendij nyexbaenz, caeuq doengzfuengz naiq、ien laeuj gvaqbouh、giz veiyinh sonjsieng、conghnyouh'in gaenjgip daengj mizgven. Cujyau linzcangz raen nyouhdeih、nyouhgip roxnaeuz nyouh ok mbouj liux, bak conghnyouh ciengz miz raemx hau ndik okdaeuj、mbouj haengj doengzfuengz、vizreuq、secaeux、yizcingh daengj. Cunghyih laihnaeuz caeuq heiqmak mboujcuk、yayenz hawnyieg、ndatcumx caem laj mizgven. Dwg ywcuengh "nyouhdeih"、"nyouh'in" fancouz.

【Yw bingh fuengfap】

Cujyau hezvei aeu cunghgiz、gvanhyenz、betliuz、yinhlingzcenz、sanhyinhgyauh. Boux ndatcumx gya daicungh; boux makhaw gya mingmwnz、sinyiz、yungjcenz. Moix ngoenz roxnaeuz gek ngoenz yw mbat ndeu, 10 mbat guh aen liuzcwngz ndeu.

【Gijsaeh haeujsim】

1. Diuz ndei simcingz, noix gwn gijgwn manh miz gikcoi haenx, gimq ien laeuj.

2. Doiq boux bingh menh daegbied yaek haeujsim guh dijyuz duenhlienh, yawjnaek gag guh naenxnod baujgen dungxbongz.

Ngeihcib roek. Saejgyoenjconh

【Daihgaiq lwnh】

Bingh saejgyoenjconh dwg saejgyoenj nemmueg roxnaeuz baenzcaengz luet ok rog conghhaex daeuj, langh caenh nemmueg luet okdaeuj heuhguh bouhfaenh luetdoek; langh baenzcaengz saejgyoenj luet okdaeuj heuguh cienz luetdoek; saejgyoenj baenzcaengz luetdoek, hoeng caengz luet ok rog conghhaex heuhguh doxdaeb luetdoek.

Cungj bingh neix lai raen youq bouxlaux、lwgnyez caeuq mehmbwk seng lwg lai. Ciengzgeiz oksiq roxnaeuz haexgaz、ae menhnumq daengj cauxbaenz ndaw dungx rengzap gya sang, ndaej nyexbaenz cungj bingh neix. Ywcuengh heuhguh "saejgyoenjconh". Linzcangz raen geizcaeux youq okhaex seiz roxnyinh conghhaex ciengqdoek, saejgyoenj nemmueg luet okdaeuj, okhaex le ndaej gag sou haeujbae; langh nanz mbouj yw, couh baenz ae、goengzyongq、byaij couh ndaej luet okdaeuj, guhhong loq baeg couh dauqfat, luetdoek le bietdingh aeu fwngz bang roxnaeuz ninz mbonq yietnaiq cij ndaej sou haeujbae, ciengz cab miz dungxbongz doekbongq、mbouj miz cingsaenz genga unqnaiq、saeknaj reuqhenj、okhaex mbouj swnh、gyaeujngunh、dava daengj binghyiengh.

【Yw bingh fuengfap】

1. Aeu hezvei dacangzyiz、gihaij、bwzvanzyiz; aeu hezvei cuzsanhlij、sinyiz、bizyiz; aeu hezvei cwngzsanh、cunghvanj、gvanhyen. Moix mbat aeu 2 cuj hezvei, moix ngoenz roxnaeuz gek ngoenz yw mbat ndeu, 5 mbat guh aen liuzcwngz ndeu.

2. Aeu hezvei sinyiz、bizyiz、saejgyoenj duehlaj、laj bizciz. Gek ngoenz mbat ndeu, 5 mbat guh aen liuzcwngz ndeu.

【Gijsaeh haeujsim】

1. Yw ndei gijbingh yienzfat, siucawz fatbingh yinhsu.

2. Habdangq duenhlienh, hableix gwn gijgwn, sawj ndangdaej cangq.

3. Luetdoek le yaek gibseiz dawz haeujbae, lau deng sonjsieng.

CIENG DAIHSAM　GIJBINGH FUCANJGOH

It.　Mizndang rueg

【Daihgaiq lwnh】

Mizndang rueg dwg mehmbwk mizndang 5～6 couh le，raen miz dungxfan rueg，dungx mbouj siu、gwn noix，haengj gwn gijsoemj，boux haemq naek gwn roengz dungx couh rueg，hoj gwn doxgaiq. Ndaej cab miz gyaeujngunh、naetnaiq mbouj miz rengz、rueg myaizsaw daengj binghyiengh，youq mizndang geizcaeux raen lai，ndaej laebdaeb roxnaeuz fanfuk fatbingh，itbuen youq mizndang 3 ndwen le gijbingh neix couh ndei lo. Dwg ywcuengh "mizndang rueg" fancouz.

【Yw bingh fuengfap】

Aeu hezvei dacuih、ganhyiz、bizyiz、veijyiz、hozguz、cuzsanhlij、nei'gvanh. Yungh dandog mbokgok fuengfap，louz mbok 5～10 faen cung. Moix ngoenz yw mbat ndeu，5 mbat guh aen liuzcwngz ndeu.

【Gijsaeh haeujsim】

1. Fanz boux miz sibgvenq lonlwg gvaq、ciudaeuz lonlwg caeuq lau mbokgok siujsim yungh.

2. Gijgwn yaek habbak，gijgwn unq haenx haemq yungzheih siu.

Ngeih.　Gingh'in

【Daihgaiq lwnh】

Gingh'in dwg mehmbwk youq geiz miz yezgingh gonq laeng，roxnaeuz geiz yezgingh daeuj，fatseng dungxbongq caeuq gizhwet in，in gig youqgaenj seiz gig hojyouq，caemhcaiq yingjyangj guhhong、hagsib caeuq ngoenznaengz gwndaenj，ciengz cab miz gyaeujngunh、wen、rueg、saeknaj haubeg daengj binghyiengh. Cungj bingh neix dingzlai dwg aenvih ndangdaej nyieg，rongzva maj mbouj ndei，roxnaeuz swnghciz gi'gvanh fatbingh、neifwnhmi gunghnwngz saetdiuz daengj yienzaen nyexbaenz. Boux youq daih'it mbat yezgingh daeuj seiz，couh raen in，dwg yienzfat gingh'in，boux co daeuj yezgingh seiz mbouj in, gaenlaeng cij in, dwg lienzfat dungxin. Cungj bingh neix ywcuengh heuhguh "gingh'in".

【Yw bingh fuengfap】

Cujyau hezvei aeu swliuz、gvanhyenz、cuzsanhlij、sanhyinhgyauh. Boux dwg heiqsaek lwedcwk gya gihaij、hezhaij、daicungh; boux dwg caepgiet bauhloz, gya sinyiz、gveihlaiz、dahwz; boux dwg heiq lwed mboujcuk, gya bizyiz、gihaij、gwzyiz; boux dwg daep mak haw gya ganhyiz、sinyiz.

【Gijsaeh haeujsim】

1. Boux gingh'in yienzfat seng lwg le, gingh'in ndaej gag ndei.

2. Boux gingh'in lienzfat, youq mbokgok yw bingh doengzseiz, wnggai haeujsim yw bingh yienzfat.

3. Geiz yezgingh haeujsim fuengznit baujraeuj caeuq diuzleix gijgwn.

Sam. Yezginghluenh

【Daihgaiq lwnh】

Yezginghluenh dwg cungj bingh mehmbwk ciengzraen, dwg yezgingh hopgeiz caeuq yezgingh lainoix、yienzsaek、cizlieng fatseng mbouj doengz bingzciengz gaijbienq. Itbuen daeuj gangj, yezginghluenh baugvat gijbingh lajneix: Lumj yezgingh hopgeiz daezgonq 8～9 ngoenz, vanzlij ndwen ndeu daeuj song mbat, dwg yezgingh daeuj geizgonq; langh boux yezgingh hopgeiz raglaeng 8～9 ngoenz, caemhcaiq gek 40～50 ngoenz cij daeuj mbat, dwg yezgingh daeuj geizlaeng, langh boux yezgingh mbouj ciuq hopgeiz daeuj, roxnaeuz gonq roxnaeuz laeng, dwg yezgingh daeuj gonq laeng mbouj dingh geiz; langh boux yezgingh hopgeiz gihbwnj cingqciengz, laebdaeb seizgan mauhgvaq cingqciengz fanveiz roxnaeuz yezgingh daiq lai, dwg yezgingh daeuj daiq lai; langh boux yezgingh hopgeiz gihbwnj cingqciengz, hoeng yezgingh gig noix, caemhcaiq saek geij diemj couh cengh, heuhguh yezgingh daiq noix. Yezginghluenh ciengz cab miz mbouj haengj gwn doxgaiq, simfanz yungzheih fatheiq, haemh ninz mboujcaem、gyaeujngunh dava、dungxraeng、okhaex seiz liu seiz giet daengj binghyiengh. Cungj bingh neix dwg ywcuengh "yezginghluenh" fancouz.

【Yw bingh fuengfap】

Cujyau hezvei aeu sinyiz、hezhaij、ganhyiz、yauhyangzgvanh、mingmwnz、sanhyinhgyauh、gvanhyenz. Langh dwg yezgingh daeuj geizgonq, gya aeu cunghgiz、gveihlaiz; yezgingh daeuj geizlaeng gya aeu cuzsanhlij、gihaij; yezgingh daeuj gonq laeng mbouj dingh geiz, gya aeu hangzgenh. Gek ngoenz yw mbat ndeu, moix aen

85

yezgingh hopgeiz guh aen liuzcwngz ndeu (geiz yezgingh daeuj mbouj hab youq dungxbongz hezvei guh mbokgok).

【Gijsaeh haeujsim】

1. Diuz ndei cingsaenz, haeujsim yietnaiq.

2. Haeujsim geiz yezgingh veiswngh, gimq gwn gijgwn ndip caep roxnaeuz miz gikcoi haenx, gaej hawj cingsaenz gikcoi, gijhong rengzndang noix guh di、guh mbaeu di, gimq doengzfuengz.

Seiq. Binghbegdaiq

【Daihgaiq lwnh】

Binghbegdaiq dwg mehmbwk conghced fwnhmivuz gyalai, laebdaeb mbouj dingz, caiqlix miz saekrongh caeuq cizdi gaijbienq. Lwgmbwk maj baenzsug seiz, youq geiz yezgingh gonqlaeng roxnaeuz mizndang cogeiz, conghced ndaej baiz di fwnhmivuz okdaeuj, rongh mbouj miz saek, ciengz roxnyinh mbaeqcumx, neix dwg cingqciengz yienghsiengq, mbouj dwg ciet neix gangjlwnh fancouz. Langh aenvih swnghciz hidungj fatbingh yenzcwng gaenjgip menhnumq, lumj conghcedhuj、conghbuenzhuj、 gunghgingj naeuh daengj yienzaen, baenz begdaiq saekhenj gwd、lumj mug lumj nong、 gijheiq haeusing、ndaw conghced cengqhumz、ndangndat、bakhaemz、conghhoz hawq、linxhoengz、ailinx na henj、megdiuq menh nyieg, roxnaeuz raen begdaiq saek hau saw、heiqsing、cab miz laenghwet nanqin、gyaeujngunh ndangnaiq、ailinx hau raeuz、megdiuq caem menh, couh dwg binghbegdaiq. Cungj bingh gaxgonq dwg bingh ndatcumx, cungj bingh baihlaeng dwg bingh nitcumx. Ywcuengh heugguh "binghbegdaiq".

【Yw bingh fuengfap】

Cujyau hezvei aeu sinyiz、bwzvanzyiz、saimeg、gihaij、sanhyinhgyauh. Boux bingh ndatcumx gya yinhlingzcenz、cunghfungh、hangzgenh; boux bingh nitcumx gya gvanhyenz、cuzsanhlij. Gek ngoenz yw mbat ndeu, 10 mbat guh aen liuzcwngz ndeu.

【Gijsaeh haeujsim】

1. Baujciz giz rogced seuqcengh, haeujsim geiz yezgingh veiswngh caeuq geiz mizndang diuzhoh, mbouj ndaej cungzfuk deng lah.

2. Lai gwn gij doxgaiq bouj mamx mak haenx, lumj sawzcienz、yinzhing、 byaekheu singjsien daengj. Yienhdaih yihyoz laihnaeuz, suphaeuj daihliengh veizswnghsu, daegbied dwg veizswnghsu B1 doiq mbangj bouxbingh menhnumq begdaiq gyalai miz ik laidaih.

Haj. Senglwg cij noix

【Daihgaiq lwnh】

Senglwg cij noix, hix ndaej heuhguh "raemxcij mbouj byaij", dwg mehmbwk senglwg ndaej couh ndeu le, lij mbouj miz raemxcij okdaeuj, roxnaeuz raemxcij okdaeuj daiq noix; roxnaeuz youq geiz lwgnding gwncij raemxcij cingq daeuj seiz, raemxcij ok noix roxnaeuz cungj mbouj miz, lwgnding mbouj ndaej gwn imq. Ywcuengh heuhguh "senglwg cij noix". Dwg aenvih boux mehmbwk senglwg haenx ndangdaej hawnyieg, lwed heiq swnghva mbouj miz goek, roxnaeuz heiqdaep saekcaet, raemxcij doengbyaij deng saek nyexbaenz.

【Yw bingh fuengfap】

1. Cujyau hezvei aeu danzcungh、yuijgwnh（gvaz）、saucwz. Boux heiq lwed mboujcuk gya cuzsanhlij、bizyiz; boux heiqdaep saekcaet gya daicungh、danhyiz、cihgouh. Moix ngoenz roxnaeuz gek ngoenz yw mbat ndeu, 3 mbat guh aen liuzcwngz ndeu.

2. Aeu hezvei denhcungh、gauhmangz、yuijgwnh（gvaz）. Moix ngoenz yw mbat ndeu, 5 mbat guh aen liuzcwngz ndeu.

【Gijsaeh haeujsim】

1. Haeujsim bwnqcij fuengfap habdangq mbouj habdangq, mbouj habdangq wnggai giujcingq.

2. Bouxbingh wnggai diuzndei simcingz, ciengzseiz naenxnod seiqhop aencij, coicaenh raemxcij okdaeuj.

3. Yw bingh doengzseiz wnggai bouj yingzyangj, ndaej lai gwn dinmou、raemxdang byacaek daengj gijgwn, ndaej coicaenh raemxcij okdaeuj.

Roek. Senggvaq nyouhciengq

【Daihgaiq lwnh】

Senggvaq nyouhciengq dwg mehmbwk seng lwg le 8 diemj cung lij caengz ndaej cingqciengz oknyouh. Fatseng youq mehmbwk baez daih'it seng lwg, daegbied dwg boux soujsuz seng lwg caeuq cekhai rogced raen lai. Cujyau dwg aenvih lwgnding seng okdaeuj seiz, apbik rongznyouh caeuq laj ndaw ndokbuenz seizgan daiq nanz, baenz camhseiz sinzgingh cihboiq mbouj ndei, baksieng cekhai rogced indot fanjse daengz rongznyouh bak conghnyouh foegfouz daengj yienzaen nyexbaenz. Linzcangz raen dwg dungxbongq gipciengq in, oknyouh ragraix mbouj liux, laenghwet innanq, genga mbouj miz rengz daengj binghyiengh. Ywcuengh heuhguh "senggvaq nyouhciengq".

【Yw bingh fuengfap】

Aeu hezvei feiyiz、cunghgiz、gihaij、gvanhyenzyiz、yaliuz、bangzgvanghyiz、cuzsanhlij、sanhyinhgyauh. Louz mbok 10 faen cung，3 mbat guh aen liuzcwngz ndeu.

【Gijsaeh haeujsim】

Itdingh aeu seiz cienj daengz canjgoh guh yinxnyouh roxnaeuz yungh fuengfap wnq cawqleix.

Caet. Lajdungxin

【Daihgaiq lwnh】

Lajdungxin dwg mehmbwk ndaw dungxbuenz swnghciz gi'gvanh （dungxlwg、saigyaeq、rongzva）caeuq seiqhop cujciz，aenvih deng lah le nyexbaenz in menhnumq，itbuen dwg youz gaenjgip ndaw buenzdungx fatyienz fanfuk fatbingh nyexbaenz. Ywcuengh heuhguh "lajdungxin". Cujyau dwg raen lajdungx doekciengq in、giz rienghwet innanq、yezgingh luenh、conghced fwnhmivuz gyalai caiqlix miz heiqhaeu，miz mbangj ndaej nyexbaenz binghlienzfat mbouj mizndang. Gij bingh'aen binghgei de dwg simcingz mbouj ndei、naetnaiq sieng ndaw caeuq rog deng yakdoeg，ndatcumx cwksaek roxnaeuz nitgiet heiqsaek nyexbaenz.

【Yw bingh fuengfap】

Aeu hezvei gihaij、cunghgiz、gvanhyenz、hezhaij、sanhyinhgyauh、yangzlingzcenz、bizyiz、yauhyangzgvanh、bwzvanzyiz、ganhyiz. Gek ngoenz yw mbat ndeu，7 mbat guh aen liuzcwngz ndeu.

【Gijsaeh haeujsim】

1. Boux bingh naek gaenjgip boiqhab yungh yw yw bingh.

2. Haeujsim geiz yezgingh caeuq seng lwg le veiswngh，fuengzre deng lah.

Bet. Swjgungh luetdoek

【Daihgaiq lwnh】

Swjgungh luetdoek dwg swjgungh daj cingqciengz diegvih riengz conghced nod roengz baihlaj，diegvih daemq gvaq bakrog gunghgingj，doek daengz ndoknaengh soem suijbingzsienq doxroengz，vanzlij luetok bak rog conghced，youh heuhguh "ceddingj"，ywcuengh heuhguh "swjgungh luetdoek". Gij linzcangz de raen dwg miz doengh gij foeg daj conghced luet okdaeuj，boux bingh mbaeu yietnaiq le ndaej gag dauq sou haeujbae，boux bingh naek mbouj ndaej gag fukvih，yaek aeu fwngz bang sou haeujbae，ndaej roxnyinh dungxbongq、conghced、giz bakced roxnyinh miz doekroengz, guhhong naiq、doenghdanh le gya naek, yezgingh engq lai daengj binghyiengh. Langh dwg boux cab miz naetnaiq mbouj miz rengz、gyaeujngunh rwz okrumz、begdaiq lai、ailinx miz di hau、megdiuq saeqnyieg, dwg heiqhaw; langh dwg boux swjgungh biujmienh naeuh, fwnhmivuz gyalai, nyouh dinj hoengz, simfanz bak haemz, linx hoengz ailinx henj na, megdiuq luenh, dwg ndatcumx caem laj.

【Yw bingh fuengfap】

1. Aeu cujyau hezvei mingmwnz、gvanhyenz、dahwz、gihaij、swjgungh、daihih. Langh dwg boux heiqhaw doekroengz, gya cuzsanhlij、sanhyinhgyauh; boux ndatcumx caem roengz, gya suijdau、cunghgiz、yinhlingzcenz、hangzgenh. Moix ngoenz roxnaeuz gek ngoenz yw mbat ndeu, 7 mbat guh aen liuzcwngz ndeu.

2. Aeu hezvei veizdau、denhsuh、sinhyiz、lingzdaiz、ganhyiz、bizyiz、sinyiz caeuq daihcibngeih ndokaek daengz duenh rienghwet ndoksaen sienqgyang caeuq song mbiengj rongznyouhgingh henzndaw sinzhingzsienq. Gek ngoenz yw mbat ndeu, 7 mbat guh aen liuzcwngz ndeu.

【Gijsaeh haeujsim】

1. Diuz ndei simcingz, habdangq yietnaiq, noix gwn gijgwn manh ndip caep.

2. Boux ndangdaej hawnyieg roxnaeuz miz laebdaeb deng lah, ndaej boiqhab yungh yw yw bingh.

3. Geiz yw bingh mbouj hab guh hong rengz naek, ciengzseiz yinhdoengh aek gyaeujhoq caeuq soudoengh conghhaex, coicaenh de sou haeujma.

CIENG DAIHSEIQ　GIJBINGH LWGNYEZ

It.　Lwgnyez baenzae

【Daihgaiq lwnh】

Lwgnyez baenzae dingzlai dwg youz conghhoz deng lah fatbaenz，cujyau binghyiengh dwg fatndat、baeg、ae、gag myaiz saek hau saw．Dwg ywcuengh "lwgnyez baenzae" fancouz．

【Yw bingh fuengfap】

Aeu samcuj hezvei：① Feiyiz、funghmwnz；② Dacuih、sinhcu；③ Sinzcangz、lingzhih．Genj aenmbok hung iq habdangq，ngoenz daih'it aeu ① cuj，ngoenz daihngeih aeu ② cuj，ngoenz daihsam aeu ③ cuj，guh mbokgok．3 ngoenz guh aen liuzcwngz ndeu．Yietnaiq 1～2 ngoenz le ndaej guh aen liuzcwngz baihlaj．

【Gijsaeh haeujsim】

1．Doiq gij bingh neix boux geiz fatbingh roxnaeuz codaeuz fatbingh，wnggai haeujsim guh mbokgok yw bingh，langh dwg boux bingh nanz，wnggai boiqhab cungj yw bingh fuengfap wnq daeuj yw bingh．

2．Cungj bingh neix bouxbingh wnggai gimq ien laeuj．

3．Bouxbingh wnggai demgiengz ndangdaej，fuengzre dwgliengz，daegbied youq geiqciet doxvuenh roxnaeuz dienheiq bienqvaq haemq daih seiz，yaek haeujsim diuzhoh，haeujsim fuengznit baujraeuj．

Ngeih.　Aebakngoenz

【Daihgaiq lwnh】

Aebakngoenz dwg cungj bingh cienzlah conghhoz，dwg youz aebakngoenz haengjlwed ganjgin nyexbaenz．Linzcangz gwnz cujyau daegdiemj de dwg ae baenzcaenh hwnjgeuq，ciengz cab miz sing lumj gaeqhaen laegraez nei，ciengzciengz fanfuk fatbingh，ndaej laebdaeb 3 ndwen doxhwnj，aenvih yienghneix ndaej mingzcoh neix．Ywcuengh heuhguh "aebakngoenz"．Cungj bingh neix haengj fat youq seiz doeng cin， lwgnyez 5 bi doxroengz yungzheih deng lah. Nienzgeij yied iq, baenzbingh le binghcingz ciengzciengz yied naek. Cungj bingh neix aenvih laeq lwgnyez baenzbingh haenx aenbwt oiq, youh bungz binghraq yakdoeg ciemqfamh diuzheiq, nyexbaenz heiqbwt mbouj doengswnh, saek youq diuzheiq couh baenzbingh.

【Yw bingh fuengfap】

Aeu hezvei dacuih、sinhcu、danzcungh、cunghfuj、feiyiz、funghmwnz、senzgih. Moix ngoenz yw mbat ndeu, 10 mbat guh aen liuzcwngz ndeu.

【Gijsaeh haeujsim】

1. Aebakngoenz langh dwg boux gyonjgyoeb baenz gizyawz bingh bingqfat youqgaenj, mbokgok cij guh bangbouj yw bingh, wnggai giethab sawjyungh yungh yw yw bingh wnq.

2. Hableix yingzyangj caeuq diuzleix, doiq ndangdaej dauq cangq miz ndeicawq.

Sam. Lwgnyez oksiq

【Daihgaiq lwnh】

Lwgnyez oksiq dwg bingh ciengzraen lwgnding 2 bi doxroengz, seiqgeiq cungj ndaej fatseng. Linzcangz cujyau daegcwng dwg okhaex baez soq gyalai, okhaex liu, roxnaeuz lumj raemx nei, daiq miz gijcij gwn mbouj siu roxnaeuz raemxnem, ndaej aenvih gijgwn mbouj hab roxnaeuz diuzsaej ndaw rog deng lah nyexbaenz. Dwg ywcuengh "lwgnyez oksiq" fancouz. Ywcuengh laihnaeuz cungj bingh neix cujyau dwg aenvih lwgbingh diuzhaeux dungxndaw hawnyieg, caiq gya ndaw sieng gijgwn, deng yakdoeg, diuzhaeux gunghnwngz mbouj ndei, mbwn deih vunz samheiq mbouj ndaej doengzbouh nyexbaenz.

【Yw bingh fuengfap】

1. Cujyau hezvei aeu dacangzyiz、denhsuh、sinzgez、cuzsanhlij. Bingh rumznit gya sanggihih、hozguz; bingh sienghaeux gya cunghvanj、neigvanh; bingh ndatcumx gya gizciz、yinhlingzcenz; bingh mamxhaw gya bizyiz、gvanhyenzyiz; bingh yiengzhaw gya sinzgez、sinyiz、gvanhyenz. Moix ngoenz roxnaeuz gek ngoenz yw mbat ndeu, 5 mbat guh aen liuzcwngz ndeu.

2. Aeu hezvei gveihveijhez (gyaeuj ndokrieng caeuq conghhaex ndawde), sien aeu lwgfwngz naenxnod 5 faen cung, yienzhaeuh mbokgok 5~8 faen cung, daengz mbangj giz miz di hamz lwed couh ndaej lo. Moix ngoenz yw mbat ndeu, 5 mbat guh aen liuzcwngz ndeu.

【Gijsaeh haeujsim】

1. Boux lwgbingh oksiq haenx yaek haeujsim hohleix, boux oksiq deih miz

rozraemx, wnggai diuqndik raemxyw. Boux miz dengaijciz luenh haenx, hab gibcaeux niujcingq.

2. Oksiq gaenjgip geiz yw bingh yaek haed gwn doxgaiq. Boux gwn cijmeh yaek sukdinj gwn cij seizgan, ragraez gekliz seizgan. Boux vunzhong bwnqciengx wnggai cungliu cijvaiz. Boux bingh mbaeu yaek gemjnoix gijgwn, boux bingh naek couh wnggai gimq gwn 6~12 diemj cung, gaendwk binghcingz cienj ndei, cugciemh hawj gwn di cijmeh roxnaeuz raemxreiz daengj gijgwn yungzheih siu haenx, youq geiz gimq gwn wnggai haeujsim soengqhawj gij raemxgwn.

3. Lwgbingh oksiq gwn doxgaiq seiz itdingh yaek seuqcengh, noix gwn gve mak ndip caep.

Seiq. Lwgnyez mbwqgwn

【Daihgaiq lwnh】

Bingh lwgnyez mbwqgwn dwg lwgnyez ciengzgeiz mbouj haengj gwn, caemhcaiq mbwqgwn mbouj gwn, roxnaeuz gwn le dungxraeng, ndangdaej byom, saeknaj mbouj rongh daengj. Ywcuengh heuhguh "lwgnyez mbwqgwn". Dingzlai dwg aenvih gijgwn mbouj diuzndei, sieng daengz mamx dungx, diuzhaeux gunghnwngz saetdiuz nyexbaenz.

【Yw bingh fuengfap】

Aeu hezvei biziyz、veiyiz、cunghvanj、denhsuh、genlij、cuzsanhlij、daihbet daengz daihcibngeih ndokaek gyazcizhez. Mbokgok le louz mbok 8~10 faen cung. Gek ngoenz yw mbat ndeu, 5 mbat guh aen liuzcwngz ndeu.

【Gijsaeh haeujsim】

1. Gujli lwgnyez gwn doxgaiq.

2. Gijgwn yaek hab lwgnyez bakfeih, yingzyangj hableix.

Haj. Lwgnyez laihnyouh

【Daihgaiq lwnh】

Lwgnyez laihnyouh dwg cungj bingh lwgnyez 3 bi doxhwnj doengxhwnz oknyouh mbouj gag rox, singj le cij rox. Cungj bingh neix dingznoix dwg aenvih ukgviz roxnaeuz rongznyouh gicizsing binghbienq nyexbaenz, dingzlai dwg aenvih sinzgingh gunghnwngz luenh nyexbaenz gunghnwngzsing laihnyouh. Ciengzraen dwg aenvih simvueng doeksaet、bingh gvaq ndang nyieg、doengxngoenz dam angq、doengxhaemh dam ninz daengj yinhsu nyexbaenz, mbangj dwg aenvih swhcungzbing、ndoksaen dek roxnaeuz ukhung maj mbouj cienz nyexbaenz. Ywcuengh heuhguh "lwgnyez laihnyouh". Faen baenz lajneix song cungj: ① Yayenz nithaw, giem raen hingznit genga caep, ukgyaeuj fanjwngq menh, oknyouh saw raez; ② Bwt mamx heiqhaw, giem raen heiq noix gag ok hanh, seiq genga mbouj miz rengz, gwn mbouj siu okhaex liu.

【Yw bingh fuengfap】

1. Cujyau hezvei aeu gvanhyenz, gihaij, cunghgiz. Boux yayenz hawnit gya sinyiz, mingmwnz; boux bwt mamx heiqhaw gya bizyiz, feiyiz, cuzsanhlij. Moix ngoenz roxnaeuz gek ngoenz yw mbat ndeu, 5 mbat guh aen liuzcwngz ndeu.

2. Aeu hezvei sinyiz, bangzgvanghyiz, sinhcu, gvanhyenz, vazdoz gyazcizhez 11 ～17. Moix ngoenz roxnaeuz gek ngoenz yw mbat ndeu, 5 mbat guh aen liuzcwngz ndeu.

【Gijsaeh haeujsim】

1. Lwgbingh moix ngoenz gwn caeuz wnggai caenhliengh noix gwn raemx, noix gwn mak daengj, gemj noix rongznyouh rom nyouh.

2. Lwgbingh gyahcangj wnggai gujli, beizyangj lwgnyez gag hwnqmbonq, guh daengz oknyouh sibgvenq ndei.

Roek. Lwgnyez gvaenxgvax

Lwgnyez gvaenxgvax hix heuhguh ukngviz fatyienz baenz bingh gvaenxgax, dwg cungj bingh cujyau binghleix bienqvaq, youz ukngviz fatyienz binghdoeg nyexbaenz sonjhaih sinzgingh. Ukngviz geiz fatyienz gaenjgip miz lah, raen miz gyaeujdot, fatndat, conghhoz in, dungxfan rueg daengj binghyiengh, ndat doiq le raen genga ndang gyad. Genga ndang gyad raen menhnumq, cikga raen lai, roxnaeuz raen cik ga ndeu gyad, buenqndang gyad. Boux miz noh dungx, noh gyang ndoksej, nohgekmueg gyad, binghcingz haemq naek. Genga ndang gyad haenx, youq gaenjgip binghyiengh siusaet 1～2 couh haicij hoizfuk, 6 ndwen ndawde hoizfuk haemq yienhda, gvaq le couh hoizfuk haemq menh, louzroengz gijnoh reuqsuk, hohndok bienqyiengh daengj binghyiengh, lumj ndoksaen baihnaj doed roxnaeuz henz mboep, din daezmax, fanndaw roxnaeuz fanrog daengj, ndwn mbouj onj roxnaeuz byaijndek. Cungj bingh neix ywcuengh heuhguh "lwgnyez gvaenxgvax".

【Yw bingh fuengfap】

1. Gen mazmwnh aeu hezvei mboenqhoz gyazcizhez (baihlaeng sienq cingqgyang veq henz 0.5 conq), nauyiz, genhyiz, genhliuz, gizciz, soujsanhlij, hozguz. Moix ngoenz roxnaeuz gek ngoenz yw mbat ndeu, 10 mbat guh aen liuzcwngz ndeu.

2. Boux nohdungx mazmwnh aeu hezvei ndokaek ndokhwet gvazciz、denhsuh、saimeghez. Gek ngoenz yw bingh mbat ndeu，10 mbat guh aen liuzcwngz ndeu.

3. Boux ga mazmwnh aeu hezvei hwetgyazciz、vanzdiu、yinhmwnz、fuzdu、feihyangz、cuzsanhlij、yangzlingzcenz. Daix ga hojnanz gya bizgvanh、genciz；gyaeujhoq vangut gya yinhsi、genciz；gyaeujhoq fanjvan gya cwngzfuz、veijcungh、cwngzsanh；din doekduiq gya ging'ya、gaijhih；din fan ndaw gya funghsi、gunhlwnz、giuhhih、yenzcungh；din fan rog gya gizya、yangzlingzcenz、sanhyinhgyauh、daihih；din byaijndek gya cwngzsanh、gunhlwnz、daihih. Moix ngoenz yw mbat ndeu，10 mbat guh aen liuzcwngz ndeu.

【Gijsaeh haeujsim】

1. Cungj bingh neix dwg bingh gaenjgip cienzlah，wnggai daj ngoenz fatbingh hwnj gekliz 40 ngoenz.

2. Youq geiqciet cienzlah，wnggai ciuqseiz gwn cehdangz hozyizmiuz gemj doeg，fuengzre cungj bingh neix，noix daiq lwgnyez daengz giz dieg vunzlai.

3. Haeujsim yietnaiq，gaej guhhong daiq naetnaiq caeuq deng dwgliengz，mbouj gwn gijgwn deng uqlah haenx.

4. Wnggai haeujsim boiqhab gunghnwngz duenhlienh、naenxnod、lijliuz daengj，doiq hoizfuk miz ndeicawq.

Caet. Bingh'uk baenzgyad

【Daihgaiq lwnh】

Bingh'uk baenzgyad dwg ukmueg fatyienz gaenjgip gvaq le，baenz rwznuk、ngoemx、damengz、doenghda sinzgingh mazmwnh、gyad、cingsaenz mbouj doengz bingzciengz、ciliz roxnaeuz singqcingz gaijbienq daengj binghhyiengh. Dwg ywcuengh "bingh'uk baenzgyad"、"bingh'uk baenz rwznuk" daengj fancouz.

【Yw bingh fuengfap】

Cujyau hezvei aeu mbiengj bingh baihlaeng bangzgvanghgingh yizhez caeuq doiqwngq vazdoz gyazcizhez. Langh miz rwznuk、ngoemx、damengz、fatvangh、miz di ndat、cousuk daengj，couh boiqhab hezvei yindangz、daiyangzhez；langh seiq genga gyad、yinhdoengh gunghnwngz gitgaz、oknyouh okhaex mbouj rox daengj，couh gya aeu hezvei gizcwz、cunghcuj、veijcungh、gaijhih、hwetyangzgvanh. Moix ngoenz roxnaeuz gek ngoenz yw mbat ndeu，7 mbat guh aen liuzcwngz ndeu.

【Gijsaeh haeujsim】

1. Ywmbok mbokgok ywfap itbuen cij habyungh youq yw houyizcwng cungj bingh

neix, youq geiz gaenjgip wnggai gibseiz yungh cungh sih yih giethab gyoebhab fuengzyw.

2. Yw houyizcwng cungj bingh neix, yaek laebdaeb yw bingh caeuq gunghnwngz duenhlienh giethab, caeuq gijgwn yw bingh giethab.

3. Cungj bingh neix wnggai caeuxgeiz haeujsim yw bingh, mbouj ndaej seizbienh cuengq yw bingh.

CIENG DAIHHAJ   GIJBINGH VUJGVANHGOH

It. Dahoengz

Dahoengz dwg cungj binghda ciengzraen, itbuen youz sigin、binghdoeg、caengin daengj lah nyexbaenz, miz cienzlah roxnaeuz riuzcienz. Gij cujyau binghyiengh de dwg codaeuz baenz dahoengz saephumz, rox miz doxgaiq mbouj doengz roxnaeuz roxnyinh miz ndatcik, lau rongh lae raemxda, gietmueg hamzlwed, buengzda foeg, fwnhmivuz gyalai, miz mbangj ndaej cab miz fatndat、conghhoz in daengj. Ywcuengh heuhguh "dahoengz". Langh geiz gaenjgip mbouj yw bingh, ndaej cienj baenz dahoengz menhnumq, binghyiengh dwg dahumz、dasaep、roxnyinh miz doxgaiq mbouj doengz、lau rongh、lwgda yungzheih naet daengj.

【Yw bingh fuengfap】

1. Geiz gaenjgip aeu hezvei dacuih、sinhyiz、sinhcu、gwzyiz. Boux ndatrumz youqgaenj gya funghciz、daiyangz、hozguz; boux daep mbei huj youqgaenj gya ganhyiz、funghciz、vai'gvanh、danjyiz、hangzgenh. Moix ngoenz yw mbat ndeu, 3 mbat guh aen liuzcwngz ndeu.

2. Geiz menhnumq aeu hezvei dacuih、sinhcu、danjyiz、sinhyiz、ganhyiz. Gek ngoenz yw mbat ndeu, 5 mbat guh aen liuzcwngz ndeu.

3. Aeu dacuih caeuq song henz de giz veq henz 0.5 conq、daiyangz、yindangz、yangzbwz. Moix ngoenz roxnaeuz gek ngoenz yw mbat ndeu, 5 mbat guh aen liuzcwngz ndeu.

【Gijsaeh haeujsim】

1. Haeujsim siudoeg doengh gij hongdawz bouxbingh, fuengzre cienzlah bouxwnq.

2. Bouxbingh mbouj ndaej daengz youzyungjciz、yuzciz daengj giz vunzlai.

Ngeih. Daboi

Daboi youh heuhguh buengzda in, dwg cungj bingh gaenjgip nong in bwndaraemx seiqhop mauznangz naenghcihsen roxnaeuz buengzda banjsen. Aenvih giz sen buengzda giz mbouj doengz deng lah, ndigah miz daboi rog caeuq daboi ndaw song cungj binghhyiengh. Ywcuengh heuhguh "daboi". Linzcangz de raen dwg : Codaeuz henzbien buengzda roxnyinh humz, loq miz di foeg in、foegfouz caeuq hamzlwed. Gaendwk baenz mbangj giz gietgeng, yienghceij lumj naedmeg, doi de mbouj noddoengh, bungq de cix in. Boux mbaeu geij ngoenz couh ndei, boux naek ginggvaq 3～4 ngoenz le baenz buengzda nong foeg, naeuh dek baiz nong le, indot doq siu ndei. Cungj bingh neix dingzlai dwg aenvih rog deng rumzndat doegyak cimq youq buengzda, roxnaeuz gwn gijgwn manh cik cien daiq lai, mamx dungx rom gij ndatdoeg gung haeuj lwgda bae nyexbaenz.

【Yw bingh fuengfap】

Geiz gaenjgip aeu hezvei dacuih、daiyangz、funghmwnz、hozguz caeuq ndokaek 1～7 song mbiengj diemjcimj saek hoengzoiq; geiz menhnumq aeu hezvei funghciz、gizciz、feiyiz、sinhyiz、bizyiz caeuq ndokaek 1～12 song mbiengj. Geiz gaenjgip moix ngoenz yw mbat ndeu, geiz menhnumq 2～3 ngoenz yw mbat ndeu.

【Gijsaeh haeujsim】

1. Geizcaeux ndaej ndatoep, gemj mbaeu binghhyiengh. Geiz miz nong ndaej cekhai baiz nong.

2. Itdingh aeu seiz giethab ywdoj yw bingh.

Sam. Damengzmax

【Daihgaiqlwnh】

Cungj bingh neix dwg aenvih ndaw lwgda rengzap swngsang nyexbaenz dabingh youqgaenj. Ywcuengh heuhguh "damengzmax". Geizcaeux binghhyiengh mbouj yienhda, roxnaeuz ngamq miz gyaeujngunh dava, roxnaeuz yawj doxgaiq myox daengj, yietnaiq le ndaej hoizndei, ciengz aenvih cingsaenz gikcoi、lwgda naet nyexbaenz, ndaej baenz yawj raen gvaengzrongh. Gaendwk binghcingz haeujlaeg, cugciemh yawj mbouj cingcuj, yawj mbouj gyae, daap hwnjroengz gya daih, 24 diemj cung ndawde hwnjroengz ciengzciengz mauhgvaq 5 mmHg. Seizhaenx ndaej raen miz gyaeujdot、dadot、yawj doxgaiq engq myox, cab miz dungxfan、rueg daengj, ndaej cab miz gietmueg hamzlwed、lwgbaed sanqhung daengj binghhyiengh. Boux bingh mbaeu ndaej mbouj gag rox binghhyiengh, roxnaeuz ngamq miz di yawj mbouj cingcuj, gyaeuj da indot, yietnaiq le ndaej hoiz ndei, ciengz aenvih cingsaenz deng gikcoi、lwgda naet nyexbaenz, ndaej yawj raen gvaengzrongh. Boux bingh naek ndaej raen gyaeuj gig indot, dadot, yawj doxgaiq engqgya mbouj cingcuj, cab miz dungxfan、rueg daengj.

【Yw bingh fuengfap】

Aeu hezvei dacuih、daiyangz、sinhyiz、ganhyiz、dadunh、funghmwnz、danjyiz. Sien yungh cimsamlimq youq hezvei diemjcamz, loq miz di yaemq lwed couh ndaej lo, yienzhaeuh youq giz diemjcamz mbokgok. Gek ngoenz yw mbat ndeu, 7 mbat guh aen liuzcwngz ndeu.

【Gijsaeh haeujsim】

1. Cungj bingh neix yungzheih baenz damengz, wnggai haeujsim guh fuengzre cosih. Mbokgok yw bingh doiq hoiz ndei binghyiengh miz yaugoj haemq ndei, hoeng youq geiz fatbingh gaenjgip caeuq boux bingh naek, wnggai cungh sih yih giethab gyoebhab yw bingh.

2. Bouxbingh wnggai baujciz sim'angq caeuq bingzciengz sim, mbouj ndaej daiq siengcingz caeuq simcingz gikdoengh.

3. Gwndaenj yaek miz gveihliz, mbouj ndaej gwn daiq lai daiq imq, mbouj ndaej yunghda gvaqbouh, mbouj hab ciengzgeiz youq ndaw ranz amq haenx guhhong.

Seiq. Rwzin gyaeujngunh

【Daihgaiq lwnh】

Rwzin gyaeujngunh dwg cungj bingh ndaw rwz binghbienq. Cujyau daegcwng dwg gyaeujngunh sawqmwh fatseng, aenvih ndangyiengh bienqdoengh cix gya naek, laebdaeb seizgan haemq dinj, ndaej cab miz rwz okrumz、dungxfan、rueg daengj binghyiengh, ciengz fanfuk fatbingh. Dwg ywcuengh "rwzin gyaeujngunh" fancouz. Linzcangz ndaej faenbaenz lajneix seiq cungj loih: ① Cungj bingh daep yiengz gwnz giengz. Gyaeujngunh sawqmwh fatseng, mbwn fan deih cienj, simgip yungzheih fatheiq, najhoengz rwzokrumz, moix daengz simcingz mbouj ndei, gyaeujngunh engqgya youqgaenj, linx hoengz ailinx henj, megdiuq saeq. ② Cungj bingh myaiz doengq gyang saek. Gyaeujngunh, gyaeuj naek lumj cag cug, aekmoen simdiuq, dungxfan yaek rueg, gwn noix ninz lai, ailinx haungaeh, megdiuq luenh. ③ Cungj bingh lwed heiq gvihaw. Dava gyaeujngunh, doenghdanh engqgya youqgaenj, bungz daengz dwgrengz couh fatbingh, saeknaj haumyag, simdiuq ninz noix, gwn noix gwn mbouj siu, cingsaenz mbouj gaeuq mbouj miz rengz, linx myox ailinx hau, megdiuq saeqnyieg. ④ Cungj bingh makcing gvihaw. Gyaeujngunh dava, rwzokrumz, rwz dingq mbouj daiq cingcuj, cingsaenz mboujcuk haengj lumzlangh, saeknaj mbouj rongh, byoem loenq faenz honz, hwet gyaeujhoq nanq unq, cinglaeuh vizreuq, roxnaeuz yezgingh dingz mbouj daeuj, linx unq hoengz daihlinx noix, megdiuq saeqnyieg.

【Yw bingh fuengfap】

Cujyau hezvei aeu funghciz、sinhsez、cihgouh. Boux dwg daep yiengz gwnz giengz, gya ganhyiz、hozguz、sanhyinhgyauh、daicungh; boux myaiz doengq gyang saek, gya bizyiz、cunghvanj、funghlungz、yinhlingzcenz、cuzsanhlij; boux heiq lwed gvihaw, gya bizyiz、gihaij、gvanhyenz、cuzsanhlij; boux makcing gvihaw gya sinyiz、gvanhyenz、daihih、sanhyinhgyauh.

【Gijsaeh haeujsim】

1. Baenz gyaeujngunh seiz mbokgok ndaej hoizndei binghhyiengh, hoizndei le ndaej cazrox yienzaen, doiq bingh yw bingh.

2. Gimq ien laeuj, mbouj gwn gijgwn youzhaj manh.

Haj.　Rwzokrumz rwznuk

【Daihgaiq lwnh】

Rwzokrumz rwznuk dwg song cungj binghhyiengh rwz dingq mbouj doengz bingzciengz, ndaej youz lai cungj bingh nyexbaenz. Itbuen song cungj bingh ciengz doengzseiz miz, dwg cungj bingh binghrwz ndawde ceiq ciengzraen. Rwzokrumz cujyau binghhyiengh dwg bouxbingh gag rox ndaw rwz yiengj, miz lumj sing duzbid heuh roxnaeuz sing raemxciuz; rwznuk cujyau binghhyiengh dwg dingq mbouj cingcuj roxnaeuz dingq mbouj ndaej nyi. Itbuen daeuj gangj rwz okrumz ndaej cab miz rwzboih, rwzokrumz bienq haeujlaeg ndaej nyexbaenz rwznuk. Cungj bingh neix dwg ywcuengh "rwzokrumz"、"rwznuk" fancouz.

【Yw bingh fuengfap】

Cujyau hezvei aeu dacuih、sinyiz、ganhyiz、danjyiz、sinhcu. Boux daephuj youqgaenj gya funghciz、daicungh; boux myaizndat youqgaenj gya funghlungz、vai'gvanh; boux makhaw gya gvanhyenz、sanhyinhgyauh; boux mamx heiqhaw gya bizyiz、gihaij、cuzsanhlij. Moix ngoenz roxnaeuz gek ngoenz yw mbat ndeu, 7 mbat guh aen liuzcwngz ndeu.

【Gijsaeh haeujsim】

1. Boux baenz cungj bingh neix wnggai haeujsim diuz ndei yingzyangj, dang seiz mbouj seiz miz rwzokrumz binghhyiengh seiz, wnggai gyagiengz gag baujyangj, ndaej giethab gag guh naenxnod fuengfap. Gidij fuengfap de dwg: Bouxbingh wnggai sien song fwngz angjfwngz gaenj naenx rog conghrwz, doengzseiz aeu seiq lwgfwngz fanfuk ndaek laenggyaeuj roxnaeuz giz cijdoed, gaendwk bajfwngz hwnjroengz, sawj baihrog conghrwz miz gveihliz haephai, genhciz moix ngoenz haet haemh gak guh geij faen

cung.

2. Bouxbingh wnggai haeujsim yingzyangj, langh baenzbingh caeuq moux cungj yw mizgven, wnggai gibseiz dingz yungh. Mbokgok fuengfap doiq ndokmueg dajcongh, baezfoeg nyexbaenz gicizsing caeuq daiqseng rwznuk yaugoj haemq ca.

3. Bouxbingh ngoenznaengz gwndaenj ndawde lij wnggai haeujsim guhhong yietnaiq giethab, siujsim sim'angq fatheiq, mbouj ndaej doengzfuengz naiq lai, noix gwn manh daengj gijgwn miz gikcoi haenx, gimq ien laeuj.

Roek. Ndaengsaek mugrih

【Daihgaiq lwnh】

Ndaengsaek mugrih dwg cungj bingh conghndaeng nemmueg aenvih deng lah fatbaenz, dwg linzcangz bingh ciengzraen, itbuen faenbaenz gaenjgip ndaengsaek mugrih, menhnumq ndaengsaek mugrih, reuqsuk ndaengsaek mugrih caeuq gominj ndaengsaek mugrih daengj. Gaenjgip ndaengsaek mugrih cujyau binghhyiengh dwg ndaengsaek, mugrih, haetcwi, boux youqgaenj fwnhmivuz lumj nong, nemgwd cix lai, ywcuengh heuhguh "mugrih"、"dwgliengz", dingzlai dwg youz rog deng rumznit roxnaeuz rumzndat nyexbaenz; ndaengsaek mugrih menhnumq cujyau binghhyiengh dwg ndaengsaek, ywcuengh heuhguh "ndaengsaek", dingzlai dwg youz heiqbwt hawnyieg, yakdoeg saek conghndaeng nyexbaenz; reuqsuk ndaengsaek mugrih cujyau binghhyiengh dwg bizgyaz sukiq、miz fwnhmivuz lumj nong、heiq haeu、gyaeujdot, ywcuengh heuhguh "ndaeng'in", dingzlai dwg aenvih heiqbwt mboujcuk, raemxmyaiz gvisonj mbouj ndaej hwnj lai nyexbaenz; gominj ndaengsaek mugrih, youh heuhguh bienqyiengh fanjwngq ndaengsaek mugrih, gij mbouj doengz fanjwngq cujyau dwg aenvih ndangdaej doiq gominjyenz minjganj gyasang, nyexbaenz ndaeng nemmueg foegfouz、miyezsen swngseng, ndaeng nemmueg ndaej raen cumx、foegfouz、miz saek haumong, ywcuengh heuhguh "ndaengsaek", dingzlai dwg youz bwt mamx heiqhaw、nityak ciemqhaeuj、raemxmyaiz cwkgiet、saekcaet conghndaeng nyexbaenz.

【Yw bingh fuengfap】

1. Cujyau hezvei aeu dacuih、funghciz、feiyiz. Boux ndaengsaek mugrih gaenjgip, gya funghmwnz、ndoksaen song mbiengj gyazcizhez; ndaengsaek mugrih menhnumq, gya aeu cunghdungj、gwzyiz、cuzsanhlij; ndangsaek mugrih reuqsuk, gya aeu cikcwz、yungjcenz; ndaengsaek mugrih gominj, gya aeu bizyiz、sinyiz. Moix ngoenz roxnaeuz gek ngoenz yw mbat ndeu, 5 mbat guh aen liuzcwngz ndeu. Ndaej boiqhab yindangz、yingzyangh、bizdungh daengj hezvei aeu cimmeizva camz.

2. Aeu hezvei dacuih、feiyiz、sinhcu、gizciz、vai'gvanh、hozguz、funghmwnz. Yungh cimmeizva camz le caiq mbokgok 10 faen cung. Gek ngoenz yw mbat ndeu，5 mbat guh aen liuzcwngz ndeu.

3. Aeu hezvei feiyiz、cuzsanhlij、hozguz、funghmwnz、gizciz caeuq giz daihcaet ndokhoz laj doedsoem veq henz 0.5 conq. Yungh cimsamlimq diemjcamz le mbokgok. Gek ngoenz yw mbat ndeu，5 mbat guh aen liuzcwngz ndeu.

【Gijsaeh haeujsim】

1. Bouxbingh wnggai haeujsim gijgwn seuqcengh caeuq vanzging baujhoh，mbouj ndaej deng faenx、va nywj daengj doenghgij gominj gikcoi，gemjnoix cungj bingh neix fatseng.

2. Wnggai gyagiengz dijyuz duenhlienh，fuengznit baujraeuj，fuengzre dwgliengz.

3. Gwndaenj yaek miz gveihliz，noix gwn gijgwn manh、sing haenx，gimq ien laeuj.

Caet. Heujin

【Daihgaiq lwnh】

Heujin dwg bingh conghbak ciengzraen binghyiengh，ciengzraen youq gak cungj binghheuj，lumj heujnengz、heujin、nohheujin、seiqhop heujin daengj. Linzcangz binghyiengh cujyau dwg heujin，nyaij doxgaiq hojnanz，bungz caep ndat soemj van engqgya in daengj. Ywcuengh heuhguh "heujin". Ywcuengh laihnaeuz heujin dwg youz rumzndat yakdoeg dingzlouz youq lohlungz lohfeiz，roxnaeuz dungxhuj riengz gingloh hwnj gwnz cau，roxnaeuz mak yaem mboujcuk，haw huj hwnj fatyienz nyexbaenz.

【Yw bingh fuengfap】

Aeu hezvei gyazceh、ya'gvanh、hozguz. Rumzhuj heujin gya dacuih、sinhsez；dungxhuj heujin gya neidingz；mak haw heujin gya daihih、cauhaij. Moix ngoenz roxnaeuz gek ngoenz yw mbat ndeu，5 mbat guh aen liuzcwngz ndeu.

【Gijsaeh haeujsim】

1. Mbokgok seiz ndaej naemj daengz gingloh riuzbyaij，doiq heujgwnz in dwg genjyungh neidingzhez lai，heujlaj in genjyungh hozguzhez lai，ndaej demgiengz yw bingh yaugoj.

2. Gaej hawj caep、ndat、soemj、van daengj doxgaiq gikcoi，gemjnoix heujin baezsoq roxnaeuz gemj mbaeu binghyiengh.

3. Bouxbingh bingzseiz wnggai haeujsim gyagiengz conghbak seuqcengh，dangh raen miz heujnengz seiz wnggai gibseiz guh gyoebhab yw bingh.

Bet. Conghhoz foeg'in

【Daihgaiq lwnh】

Conghhoz foeg'in dwg benjdauzsen gaenjgip in, lwgnyez caeuq bouxcoz bouxcungnienz baenz lai, youq seizcin seizcou dienheiq bienqvaq seiz yungzheih fatbingh. Gij linzcangz binghyiengh de dwg baenzbingh gaenjgip, conghhoz in hoengzfoeg, ndwnj byaiz ae seiz in engqgya youqgaenj, cab miz fatnit fatndat、gyaeujdot、mbouj haengj gwn doxgaiq、naetnaiq mbouj miz rengz、seiq genga nanq daengj. Ywcuengh heuhguh "conghhoz foeg'in". Dingzlai dwg aenvih rumzndat doegyak daj conghbak conghndaeng haeujbae, cimqhaih bwt dungx, doegyak romgiet youq duqhoz nyexbaenz.

【Yw bingh fuengfap】

Cujyau hezvei aeu dacuih、feiyiz、sinhcu、funghmwnz、sinhyiz. Boux rumzndat daj rog cimqhaeuj gya sinhsez、hozguz、gizciz; boux bwt dungx ndat youqgaenj gya cuzsanhlij、neidingz. Moix ngoenz yw mbat ndeu, 7 mbat guh aen liuzcwngz ndeu.

【Gijsaeh haeujsim】

1. Habdangq ninz mbonq yietnaiq, lai gwn raemxgoenj, miz leih doenghaex.

2. Gwn gijgwn liu miz yingzyangj roxnaeuz gijgwn unq haenx.

3. Langh dwg boux cienzlah nyexbaenz ndat youqgaenj, ndaej habdangq cungh sih yih giethab yw bingh, haed ndangraeuj lainoix.

Gouj. Hozin menhnumq

【Daihgaiq lwnh】

Hozin menhnumq dwg conghhoz nemmueg、nemmueg lajcujciz caeuq linzbah cujciz gyuemluemz fatin, dwg bingh ciengzraen duqhoz. Linzcangz binghyiengh de cujyau dwg duqhoz loq in mbouj baenzyouq、hawq cikndat、humz、lumj miz doxgaiq mbouj doengz daengj. Ywcuengh heuhguh "hozin menhnumq". Dingzlai dwg bingh gvaq le gij yakdoeg lw caengz cingcawz liux, roxnaeuz bwt mak yaemhaw, hujhaw myaizcik, duqhoz mbouj ndaej ciengx ndei nyexbaenz hozin.

【Yw bingh fuengfap】

Aeu hezvei dacuih、feiyiz、cauhaij. Boux rumzyak cimqhaeuj gyahhozguz、gizciz; boux dungxndat gya funghlungz、cuzsanhlij; boux yaemhaw gya feiyiz、sinyiz、sinhcu. Moix ngoenz yw mbat ndeu, 7 mbat guh aen liuzcwngz ndeu.

102

【Gijsaeh haeujsim】

1. Yiemzfuengz dwgliengz, lau gya naek hozin.

2. Gaej hawj gikcoi mbouj ndei, lumj ien、laeuj、faenx、gijheiq vayoz daengj.

3. Gangjvah daiq lai、sing daiq sang cungj ndaej nyexbaenz hozin, wnggai lai haeujsim.

CIENG DAIHROEK　GIJBINGH NAENGNOH

It.　Ndaenghoengz

【Daihgaiq lwnh】

Ndaenghoengz dwg cungj bingh naengnoh gyaeujndaeng caeuq song mbiengj ndaeng naengnoh hoengz, sailwed mauzsaeq cengqgvangq, cab miz giuhcimj bopnong, vanzlij gyaeujndaeng swnghung bienq na. Ywcuengh heuhguh "ndaenghoengz". Dingzlai dwg aenvih haengj gwn manh、ien laeuj daiq lai, bwt dungx rom huj hwnj gwnz, fanfuk deng rumzyak, rumzdoeg hujdoeg doxbuek, cwkdoeg giet youq bajnaj aenndaeng nyexbaenz ndaenghoengz.

【Yw bingh fuengfap】

Aeu hezvei yingzyangh、yindangz, yungh cimsamlimq diemjcamz oklwed. Caiq aeu hezvei dacuih、feiyiz、ganhyiz、veiyiz、gwzyiz mbokgok. Gek ngoenz yw mbat ndeu, 10 mbat guh aen liuzcwngz ndeu.

【Gijsaeh haeujsim】

1. Gimq gwn gijgwn manh caeuq laeuj, baujciz okhaex doengswnh.

2. Ciengz yungh raemxraeuj feizcau swiq, baujciz seuqcengh.

Ngeih.　Naj hwnj fwjndaem

【Daihgaiq lwnh】

Naj hwnj fwjndaem（sugvah heuhguh "raizdaep"、"raiz mizndang"）dwg aenvih neifwnhmi saetdiuz, nyexbaenz cungj bingh saeksu daise mbouj doengz bingzciengz. Linzcangz cujyau raen bajnaj mbangj giz miz saekhenj oiq roxnaeuz baenzbenq raiz henjndaemlaeg, yienghceij mbouj doxdoengz, hung iq mbouj ityiengh, mbouj gag rox binghyiengh, ciengzraen doiqcwngq faenbouh. Ywcuengh heuguh "naj hwnj fwjndaem".

【Yw bingh fuengfap】

Aeu hezvei dacuih、feiyiz、biziyz、ganhyiz、sinyiz、gwzyiz. Sien yungh cimmeizva youq giz hezvei camz, raen mbangj giz naengnoh hoengzciengq couh ndaej lo, yienzhaeuh yungh mbok youq gak hezvei gok, louz mbok 10~15 faen cung. Gek ngoenz yw mbat ndeu, 10 mbat guh aen liuzcwngz ndeu.

【Gijsaeh haeujsim】

1. Gaej dak daengngoenz daiq lai.

2. Mbangj giz siujsim yungh vacanghbinj, mbouj ndaej cingsaenz gikcoi.

Sam. Lwgcaeuz

Lwgcaeuz youh heuh fwnjsw, dingzlai dwg aenvih geiz hauxseng singsen baenzsug, gikcoi bizcihsen swngseng bizhung, saekcaet conghguenjyinx, nyexbaenz mauznangz caeuq bizcizsen deng lah baenz binghyiengh menhnumq. Haengj baenz youq bajnaj、najaek、baihlaeng daengj, baenz lwgcaeuz, roxnaeuz deng lah fatyienz le baenz giuhcimj saekhoengz, roxnaeuz giuhcimj saekndaem caeuq duqgiet. Ciengz cab miz raemxyouz mauh okdaeuj, faenbouh itbuen dwg doxdoiq. Ywcuengh laihnaeuz cungj bingh neix dwg bingzseiz haengj gwn gijgwn biz van lauzyouz、manh caeuq ien laeuj, ndatcumx ndaw rom, myaizhuj doeg hwnj loemz daengz gyaeuj naj nyexbaenz lwgcaeuz.

【Yw bingh fuengfap】

1. Aeu hezvei feiyiz、veijcungh、bizyiz、dacangzyiz、lingzdaiz、hozguz. Gek ngoenz yw mbat ndeu, 10 mbat guh aen liuzcwngz ndeu.

2. Sien youq baihlaeng diemj fanjwngq (dingzlai dwg giuhcimj saek hoengz) yungh cimsamlimq feuh camz 2~3 cim, yienzhaeuh youq gizhaenx mbokgok, ndaej sup di raemxlwed okdaeuj ceiq ndei. Doengzseiz aeu song mbiengj feiyiz、gwzyiz、bizyiz、veiyiz、dacangzyiz guh mbokgok. Gek ngoenz yw mbat ndeu, 10 mbat guh aen liuzcwngz ndeu.

【Gijsaeh haeujsim】

1. Diuz ndei simcingz, noix gwn coeng、gieng、suenq caeuq manh raeuj ndat youzhaj doxgaiq.

2. Noix yungh vacanghbinj miz gikcoi haenx, mbangj giz gaej luenh yungh doxgaiq cat rog, gaej yungh fwngz naenxnap, lau deng lah.

3. Lai gwn byaekheu、mak singjsien daengj, baujciz okhaex doengswnh.

Seiq. Bopnongrangh

【Daihgaiq lwnh】

Bopnongrangh dwg youz yienz dokraemx — bopnongrangh binghdoeg deng lah nyexbaenz gaenjgip binghnaengnoh'in. Cungj bingh neix daegdiemj dwg mbangj giz ndatcik in. In ciengz riengz deng in sinzgingh cihboiqgih fangse, ciengzraen youq ndoksej sinzgingh caeuq samca sinzgingh cihboiqgih. Haidaeuz mbangj giz naengnoh ndatcik hoengzciengq, raen baenz rangh mbaengqin, gaendwk cimjnaeng raen bopraemx baenz dong、 baizlied baenz rangh, riengz seiqhop sinzgingh baenz rangh mbouj doxdoengz faenhbouh, ciengz dwg dan mbiengj miz, mbouj mauhgvaq ndangdaej sienq cingqgyang. Boux fat youq giz hwet ndoksej, ywcuengh heuhguh "bopnongrangh".

【Yw bingh fuengfap】

1. Sien yungh yw youq giz diemj fatcimj codaeuz (couh dwg cangjswjhez) mbokgok, yienzhaeuh yungh cimsamlimq diemjcamz giz mbokgok 3~5 cim, loq yaemq lwed couh ndaej lo, caiq guh mbokgok 5~8 faen cung, daengz ndaw mbok raen cwk lwed caeuq raemxhenj ceiq ndei. Yungh daeuj cawj mbok raemxyw danyw dwg: Bwzcizliz 20 gwz、 naengdan 20 gwz、 sueng'va 20 gwz、 nongraencouz 30 gwz、 nywjlungzdanj 20 gwz、 ragbanjlanz 30 gwz、 yenzhuzsoz 30 gwz. Langh binghbienq youq giz aek ndoksej, couh youq gizneix gihcuj gwnzde gya aeu doxdoiq sinzgingh cietduenh hezvei gyazcizhez、 cihgouh、 yangzlingzcenz; youq giz hwet dungx, couh gya doxdoiq sinzgingh cietduenh hezvei gyazcizhez、 yangzlingzcenz、 sanhyinhgyauh. Moix ngoenz yw mbat ndeu, 3 mbat guh aen liuzcwngz ndeu.

2. Sien youq giz song gyaeuj naengnoh sonjsieng mbokgok, yienzhaeuh riengz baenzrangh yienghceij faenbouh haenx, dawz aenmbok ciuq gonqlaeng youq giz bopnong baenz dong haenx mbokgok. Moix ngoenz yw mbat ndeu, 3 mbat guh aen liuzcwngz ndeu.

【Gijsaeh haeujsim】

1. Caenhcaeux yw bingh, ndaej gemj mbaeu sinzgingh sonjsieng houyizcwng.

2. Noix gwn gijgwn manh haenx.

Haj. Hwnjnwnjhumz

【Daihgaiq lwnh】

Hwnjnwnjhumz dwg cungj bingh naengnoh gominj、 yenzcwng ciengzraen, haengj fat youq bajnaj、 rwz、 aenraem、 gumzhohgen、 lajeiq、 genga gizvan caeuq ndang daengj. Gag roxdaengz humz, gaeu lot le naeuh yaemq ok raemx, nanz le giz sonjhaih naengnoh raen saek ndaemhenjgeq, cocad dem na, doek faenx. Ywcuengh heuhguh "hwnjnwnj"、 "naenghumz".

【Yw bingh fuengfap】

Aeu hezvei dacuih、 feiyiz、 dauzdau、 hezhaij、 gizciz、 sanhyinhgyauh caeuq mbangj giz binghbienq. Cawj mbok raemxyw danyw: Vahajsaek、siujfeihyangz、fangzfungh、difuhswj gak 50 gwz. Gek ngoenz yw mbat ndeu, 7 mbat guh aen liuzcwngz ndeu.

【Gijsaeh haeujsim】

1. Caenhliengh baujciz giz humz hawq, gaenx vuenh buh vaq, fuengz deng lah.

2. Cungj bingh neix dwg bingh gominj, wnggai gimq ien laeuj、heiqsing caeuq gijgwn miz gikcoi haenx, ndaej gemj noix dauq fathumz baezsoq.

Roek. Naenglot

【Daihgaiq lwnh】

Naenglot dwg aenvih mbangj giz raemxlwed sinzvanz mbouj ndei, cauxbaenz giz laeg naengnoh cujciz vaihdai. De baugvat sailwed naeuh、apbik naeuh、fangse naeuh caeuq cienzlah naeuh daengj. Ywcuengh heuhguh "naenglot". Linzcangz raen dwg conghbingh seiqhop sang, yienghceij mbouj gveihcwz, biujmienh uq miz raemxnong saek mong, gijnoh yienzsaek mbouj sien, yungzheih oklwed, loq in, naengnoh ndaej foeg, cab miz saek caem. Linzcangz gwnz lai raen youq boux cungnienz caeuq bouxlaux baenz bingh gyonjgyoeb binghnyouhdangz、saimeghuj、ga dinghmeg riuz dauq mbouj swnh.

【Yw bingh fuengfap】

Boux conghbingh youq cikgen, aeu hezvei genhcingj、gizciz、hozguz; boux conghbingh youq cikga, aeu hezvei hezhaij、cuzsanhlij、sanhyinhgyauh. Sien yungh cimsamlimq youq gwnz hezvei sanq camz 3～5 cim, yienzhaeuh guh mbokgok yw bingh, ndaej sup di raemxlwed okdaeuj couh ndaej lo. Gek ngoenz yw mbat ndeu, 5 mbat guh aen liuzcwngz ndeu.

【Gijsaeh haeujsim】

1. Haeujsim fuengzre deng lah, langh boux miz deng lah haemq naek, ndaej giethab yungh yw yw bingh.

2. Mbouj ndaej gwn manh daengj gijgwn miz gikcoi.

Caet. Hwnjcimj

【Daihgaiq lwnh】

Hwnjcimj dwg cungj bingh naengnoh gominj ciengzraen. Dingzlai dwg youz gijgwn (lumj bya、duzgungq、duzbaeu、gyaeq daengj)、yw caeuq vaigai vayoz、vuzlij gikcoi nyexbaenz. Linzcangz raen miz naengnoh sawqmwh baenz gaiq baenz benq, hung iq mbouj doengz, yienghceij mbouj doengz funghdonz. Gag rox humz、ndatcik, naengcimj

107

gaendwk gaeuhumz gyalai, gaiqcimj doq doed hwnjdaeuj. Langh raen fat youq duqhoz, ndaej raen diemheiq hojnanz, fat youq dungxsaej ndaej giem miz dungxfan rueg、 dungxin、 dungxsiq daengj diuzsiuvaq binghyiengh. Itbuen geij diemj cung roxnaeuz geij ngoenz siudoiq, siudoiq le mbouj louz riz. Yienhdaih yihyoz laihnaeuz, cungj bingh neix baenzbingh yinhsu haemq lai, gwn mbangj gijgwn (lumj bya、 gungq、 baeu、 noh、 gyaeq、 cijvaiz daengj), bungq mbangj doenghgo (faexcaet、 cinzmaz daengj), doenghduz dinghaeb (duznyungz、 duzbid daengj non), vuzlij gikcoi (nditndat、 nitcaep、 cucat daengj), mbangj gijbingh (ahmijbahbing、 gominjsing swjden daengj) caeuq gijyw (lumj ahswhbizlinz、 gangginsu daengj) cungj ndaej nyexbaenz hwnjcimj. Cungj bingh neix dwg Bouxcuengh yihyoz "hwnjcimj"、 "naenghumz" fancouz.

【Yw bingh fuengfap】

Cujyau hezvei aeu sinzgez. Boux dwg rumznit gya funghmwnz、 dacuih、 funghciz; boux dwg rumzndat gya funghmwnz、 funghsi、 gizciz; boux cimj fat youq cikgen gya boiq aeu gizciz; boux cimj fat youq cikga gya funghsi、 veijcungh、 hezhaij; boux fathumz menhnumq fanfuk gya dacuih、 feiyiz、 bizyiz、 sinyiz、 hezhaij、 cuzsanhlij. Moix ngoenz yw mbat ndeu, 5 mbat guh aen liuzcwngz ndeu.

【Gijsaeh haeujsim】

1. Mbouj ndaej bungq gominjyenz, lumj gijyw、 bya gungq、 vafaenj daengj.

2. Diuz ndei simcingz, baujciz okhaex doengswnh. Youz nongeiqseng nyexbaenz, wnggai gwn yw boenqnon.

Bet. Gyakvaiz

【Daihgaiq lwnh】

Gyakvaiz dwg cungj binghnaeng dipgyaep menhnumq, vahsug heuhguh gyaknaengvaiz, haengj baenz youq seiq genga mbiengj iet、 naenggyaeuj、 dinbyoem. Yienhdaih yihyoz laihnaeuz cungj bingh neix fatseng caeuq cingsaenz sinzgingh yinhsu、 meizdaise luenh、 neifwnhmi、 yizconz、 deng lah、 nitcaep cumx gikcoi daengj mizgven. Ywcuengh heuhguh "gyakvaiz". Gij linzcangz de cujyau dwg giuhcimj naenglot saekhoengz raiz, cugciemh gya'gvangq doxlienz, henzbien cingcuj, ndaej raen diegdoz yienghceij, najmienh goemq lai caengz dipgyaep saek ngaenzzhau, gvetcawz dipgyaep ndaej raen mueg mbang ronghsaw, caiq gvet de miz di oklwed. Ywcuengh laihnaeuz cungj bingh neix dingzlai dwg aenvih gijgwn saetdiuz roxnaeuz simcingz nyapnyuk, heiqgei saekcaet, diuzloh mbouj doeng, nanz le vaq baenz ndatdoeg cix fatbingh.

【Yw bingh fuengfap】

1. Aeu hezvei dacuih、dauzdau、hezhaij、ganhyiz、bizyiz、ndokaek 5 ~ 6 gyazcizhez、ndoksaen 1~2 gyazcizhez。Sien guh mbokgok，louz mbok 5~8 faen cung。Dawz mbok roengzdaeuj le，yungh cimsamlimq siudoeg feuh camz gak hezvei，caiq youq yienzdieg mbokgok，gok ok di raemxlwed couh ndaej lo。Gek ngoenz yw mbat ndeu，10 mbat guh aen liuzcwngz ndeu。Liuzcwngz gekliz ndawde ndaej yietnaiq geij ngoenz。

2. Aeu hezvei dacuih、gizciz、dauzdau，guh cujyau hezvei。Giz ndang hwet baihlaeng binghbienq，gya sinyiz、ganhyiz、bizyiz，giz seiqguengq binghbienq gya hezhaij、yangzlingzcenz、liengzgiuh、genhyiz，giz gyaeuj naj gya swsinzcungh、sangsingh、dinghgungh、douzveiz caeuq giz naenglot。Gek ngoenz yw mbat ndeu，10 mbat guh aen liuzcwngz ndeu。

【Gijsaeh haeujsim】

1. Gimq gwn gak cungj gijgwn miz gikcoi，lumj manh、singbya daengj gijgwn，gimq ien laeuj。

2. Baujciz simcingz soengndei，habdangq yietnaiq caeuq camgya itdingh dijyuz duenhlienh，daezsang ndangdaej rengz dingj bingh。

Gouj. Naenghau

【Daihgaiq lwnh】

Naenghau dwg aenvih naengnoh saeksu duetsaet cix baenz raizhau。Linzcangz raen dwg saek naengnoh bienq hau，seiqhop saeksu demlai，yienghceij hung iq mbouj doengz，mbouj miz in humz daengj gag rox binghyiengh。Ywcuengh heuhguh "naenghau"。Dingzlai youz caetcingz sieng ndaw，heiqdaep saekgiet，heiqgei mbouj doeng，fanfuk deng rumzdoeg，raen youq naengnoh，heiq lwed saetdiuz cix fatbingh。

【Yw bingh fuengfap】

1. Cujyau hezvei aeu feiyiz、sinhyiz、ganhyiz、gyazbwz、gihaij、cuzsanhlij。Rumzdoeg youqgaenj gya funghciz、gizciz、vaigvanh；ndatcumx youqgaenj gya yinhlingzcenz、sanhyinhgyauh；heiqdaep mbouj doeng gya neigvanh、gizmwnz。

2. Youq baihlaeng ndoksaen giz ndokaek song mbiengj ra diemjgiet，ciengzciengz raen dwg giuhcimj iq saek henjoiq roxnaeuz saek hoengzoiq，mbokgok 10 ~ 15 faen cung。Mbokgok gaxgonq sien yungh cimsamlimq diemjcamz diemjgiet，sawj de loq yaemq lwed caiq guh mbokgok。3 ngoenz yw bingh mbat ndeu，10 mbat guh aen liuzcwngz ndeu。

109

【Gijsaeh haeujsim】

1. Mbouj ndaej yungh yw cat rog daiq lai, lau sonjsieng naengnoh.

2. Habdangq dak ndit, doiq binghcingz hoizndei miz ndeicawq.

3. Lai gwn daep mak doenghduz daengj dungxndaw.

Cib. Naenghumz

【Daihgaiq lwnh】

Naenghumz dwg bingh menhnumq naengnoh mbangj giz humz、bienqna、luengqnaeng gya laeg caeuq giuhcimj lai gak yiengh, dingzlai raen youq song mbiengj hoziu, giz lingxbuh nodmuz haenx. Yienhdaih yihyoz laihnaeuz, cungj bingh neix caeuq sinzgingh hidungj gunghnwngz mbouj ndei mizgven, cingsaenz gaenjvueng youheiq, dwgrengz gvaqbouh, mbangj giz gihgai、vuzlij gikcoi, non dinghaeb ndaej nyexbaenz cungj bingh neix. Ywcuengh heuhguh "naenghumz"、"naengna". Binghyiengh raen naeng lot saek hoengz cocad, baenzcaenh baenzcaenh humz raixcaix, doengxhwnz engq youqgaenj, dingzlai cab miz simnyap, ninz mboujndaek fangzhwnzloq lai, gyaeujngunh dava, bakhaemz duqhoz hawq daengj.

【Yw bingh fuengfap】

Youq giz naenglot, aeu cimsamlimq roxnaeuz cimmeizva yungh fwngz menhmenh diemjcamz, daengz raen naengnoh miz di raemxlwed yaemq couh ndaej lo, yienzhaeuh youq giz diemjcamz mbokgok, louz mbok 8~12 faen cung. Lingh youq giz lajneix aeu hezvei mbokgok: Boux rumzndat youqgaenj gya aeu funghmwnz、gizciz、funghsi、hezhaij; boux daephuj youqgaenj aeu daicungh、cihgouh; boux rumzcumx youqgaenj aeu yinhlingzcenz、funghsi; boux lwedhaw rumzhawq gya aeu gwzyiz、bizyiz. Gek ngoenz yw mbat ndeu, 7 mbat guh aen liuzcwngz ndeu.

【Gijsaeh haeujsim】

1. Gaej deng gak cungj gikcoi, lumj gaeuhumz caeuq raemxndat log swiq, caiqlix gimq gwn gijgwn miz gikcoi haenx.

2. Haeujsim diuz ndei simcingz, habdangq yietnaiq, baujcwng ninz gaeuq.

Cib'it. Baezhoengzsien

【Daihgaiq lwnh】

Baezhoengzsien dwg cungj bingh youz yungzhezsing lengiuzgin lah, nyexbaenz naengnoh caeuq lajnaeng cujciz gaenjgip fatyienz. Cungj bingh neix dingzlai raen youq seizcin seizcou, ciengzraen giz bajnaj caeuq cikga. Linzcangz raen dwg fatbingh gaenjgip, naengnoh sawqmwh raen raizhoengz, hoengzsien lumj saek meizgvei, cikndat indot, bien'gyaiq cingcuj. Yungh lwgfwngz menhmenh naenx giz baezhoengz, saekhoengz couh doq siudoiq, dawz rengzap deuz, saekhoengz ndaej gag vaiq dauq raen. Ciengz cab miz nit saenz, ndat lai caeuq daengx ndang mbouj baenzyouq. Boux fat youq gyaeuj naj heuhguh "gotgyaeuj feizhoengz', boux fat youq ndang heuguh "ndaw feizhoengz", boux fat youq gahengh, duqbaeu heuhguh "riuzfeiz", boux fat baez youzbyaij mbouj dingh heuhguh "cikyouzhoengz". Cungj bingh neix dwg lai cungj yinhsu ndaw ndangdaej ndat, roxnaeuz lotsieng lah doeg, roxnaeuz rog deng cumxndat, ndatdoeg vaq feiz, feizdoeg ciemqfamh naengnoh nyexbaenz. Cungj bingh neix ywcuengh heuhguh "baezhoengzsien".

【Yw bingh fuengfap】

Youq naengnoh binghbienq seiqhop, cangzgveih siudoeg le yungh cimsamlimq diemjcamz giz baezhoengz, yienzhaeuh caiq youq giz diemjcamz mbokgok. Boux bingh youq gyaeuj naj gya aeu dacuih, sinhcu, sinhsez; boux bingh youq cikga gya aeu sanhyinhgyauh, sanhciuhyiz, hezhaij, dacangzyiz, swliuz. Moix ngoenz yw mbat ndeu, 10 mbat guh aen liuzcwngz ndeu.

【Gijsaeh haeujsim】

1. Haeujsim yietnaiq, gaej guhhong daiq naiq.

2. Boux miz gyakdin, binghheuj, dinghmeg utcengq, wnggai gibseiz yw bingh, lau nyexbaenz baezhoengzsien.

BIENLAJ
YWCUENGH YWMBOK MBOKGOK
CAEUQ GIZYAWZ YWMBOK
YWFAP LINZCANGZ YW BINGH
GINGNIEMH CINGGENJ

CIENG DAIH'IT　BINGHMAZMWNH

It. Ywcuengh ywmbok ywfap yw binghmazmwnh linzcangz yenzgiu

Cinz Siucinh daengj yungh ywcuengh ywmbok ywfap yw binghmazmwnh 218 laeh, caiqlix aeu ywdoj yw bingh 64 laeh guh doiqciuq, ndaej yw bingh yaugoj haemq ndei. Gij cujyau gisuz fuengfap caeuq gietsat de youq lajneix:

1. Cuj ywmbok. ① Dajguh ywmbok caeuq bwh raemxyw: Genj aeu gimcuk bonjdeih 1～2 bi doxhwnj haenx, aeu gij gaenh goek cingq soh haenx ceiq ndei, guh baenz aenmbok bak gvangq 1～5 lizmij, gvet naeng rog bae, henz mbok na habbouh, bak mbok muz rongh muz ngaeuz, raez 10 lizmij baedauq. Raemxyw: Gaeunyinzhaeux 30 gwz, samcienzsam 30 gwz, hajcaujfung 30 gwz, samgakfung 50 gwz, nywjcougaen 20 gwz, mauxdanhaeu 40 gwz, naengcijcwz 40 gwz, gaeuhaexgaeq 30 gwz, yiengfuzrin 20 gwz. Gya raemx 5000 hauzswng cawj baenz raemxyw. ② Giz mbokgok: Giz mbokgok yawj binghcingz bencwng yw bingh daeuj dingh. Dingzlai youq najbyak、 gizaek、 baihlaeng hwet、 gen ga giz noh haemq lai haenx, yawj binghcingz genj aeu hezvei doxdoiq, caiqlix boiqhab "ahsihez". Itbuen cikgen aeu gizciz、 hozguz、 neigvanh、 houhih daengj, cikga aeu vanzdiu、 liengzgiuh、 yangzlingzcenz、 funghsi、 cuzsanhlij daengj, bangxmbaq aeu genhcunghyiz、 genhcinh、 genhyiz daengj, gizhwet aeu sinyiz、 yauhyenj、 gvanhyenz、 doxdoiq gyazcizhez daengj. ③Dajguh fuengfap: Dawz aenmbok cimq roengz raemxyw bae, cawj goenj 5 faen cung le, lauz aenmbok hwnjdaeuj, vad cengh raemx, swnh ndat doq vaiqdwk goeb youq gwnz hezvei genjdingh mbokgok haenx bae, 5 faen cung le dawz aenmbok roengzdaeuj, yungh cimsamlimq siudoeg haenx youq giz riz mbokgok menhmenh camz 1～3 cim, caiq yungh aenmbok ndat youq giz cim camz mbokgok. 10 faen cung le dawz aenmbok roengzdaeuj, yungh veiswnghceij siudoeg gvaq haenx roxnaeuz giuzfaiq uet cengh, doeklaeng yungh gaenyw ndatoep youq giz mbokgok 2 mbat (gaenyw dwg sujbaq siudoeg cimq roengz raemxyw ndat haenx, dawz hwnjdaeuj baenj buenq hawq couh ndaej lo). ④Yw bingh gocwngz: Mbokgok itbuen 2～3 ngoenz gok mbat ndeu, 10 mbat guh aen liuzcwngz ndeu. Hohndok indot fungheiqnit itbuen yw

bingh 1~2 aen liuzcwngz, hohndokin fungheiq itbuen yw bingh 2~3 aen liuzcwngz, hohndokin loihfungheiq itbuen yw bingh 2~6 aen liuzcwngz, itdingh aeu seiz ndaej habdangq gyaraez.

2. Cuj ywdoj doiqciuq yw bingh fuengfap. Yungh raemxyw duzhoz geiqseng: Duzhoz 9 gwz, sanghgeiqseng 12 gwz, cinzciuh 12 gwz, fangzfungh 9 gwz, sisinh 4 gwz, nyinzhaeux 9 gwz, niuzciz 9 gwz, gveicih 6 gwz, danghgveih 9 gwz, bwzcoz 9 gwz, conhyungh 6 gwz, suzdi 12 gwz, dangjcinh 12 gwz, faeglingz 12 gwz, nywjgam 6 gwz, cawj raemx gwn, moix mbat gwn fuk yw ndeu, buenq ndwen guh aen liuzcwngz ndeu. Hohndokin fungheiq nit itbuen 1~2 aen liuzcwngz, hohndokin fungheiq 2~3 aen liuzcwngz, hohndokin loihfungheiq 3~6 aen liuzcwngz. Hohndokin loihfungheiq itdingh aeu seiz habdangq gyaraez, caiqlix ndaej gya yungh gaeubyaeknok guh yw.

3. Gietsat. ①Binghyiengh bienqvaq cingzgvang: Song cuj ginggvaq yw bingh le cujyau linzcangz binghyiengh lumj indot、foeg、naekcaem、daengx ndang naetnaiq、byaij roen dwgrengz、din fwngz mbouj raeuj daengj cungj miz gaijndei, dan hangh binghyiengh gaijndei miz yauliz ceiq daemq dwg 89. 47%, ceiq sang dwg 93. 22%; song cuj ndawde gak hangh binghyiengh mizyauliz doxbeij mbouj miz cengca yienhda ($P>$ 0. 05), gangjmingz song cungj yw bingh fuengfap doiq gaijndei binghmazmwnh binghyiengh cungj miz yaugoj. ②Linzcangz cijbyauh bienqvaq cingzgvang: Yw bingh le song cuj doiq indot、naenx in、foeg、hohndok gunghnwngz caeuq daengxgungh yinhdoengh gitgaz daengj linzcangz cijbyauh cungj miz doekdaemq yienhda ($P<$0. 01). Gangjmingz song cuj cungj miz yaugoj yienhda. Ndawde indot cijsu caeuq baenzbingh hohndok gunghnwngz cijsu doekdaemq caciz, cuj ywdoj beij cuj ywmbok hung ($P<$ 0. 01), daezsingj cuj ywdoj doiq gemj mbaeu indot caeuq gaijndei baenzbingh hohndok gunghnwngz haemq ndei di. ③Ranzsaedniemh cijbyauh bienqvaq cingzgvang: Song cuj yw bingh le bouxbingh ESR caeuq ASO cungj miz doekdaemq yienhda ($P<$0. 01), gangjmingz song cuj yw bingh fuengfap cungj miz yaugoj, cuj ywdoj doekdaemq fuzdu beij cuj ywmbok hung ($P<$0. 01), hoeng song cuj doiq loihfungheiq yinhswj yangzsing cienj yinh cungj mbouj yienhda, cuj ywmbok 18 laeh loihfungheiq yinhswj yangzsing miz 3 laeh cienj yinhsing, cuj ywdoj 7 laeh loihfungheiq yinhswj yangzsing miz 2 laeh cienj yinhsing. ④ Doiq binghmazmwnh cungj yw bingh yaugoj cingzgvang: Song cuj yw bingh yaugoj cungj hab'eiq, cuj ywmbok cungj mizyauliz dwg 92. 21%. cuj ywdoj cungj mizyauliz dwg 95. 31%. Song cuj linzcangz yw'ndeiliz、yenjyauliz、cienjndeiliz、cungj mizyauliz cungj mbouj miz cengca yienhda ($P>$0. 05), gangjmingz ywcuengh ywmbok yw binghmazmwnh caeuq ywdoj cuj yw bingh yaugoj doxlumj. ⑤ Doiq gak cungj

116

binghfungheiq yw bingh yaugoj cingzgvang; Song cuj doiq hohndokin loihfungheiq、hohndokin fungheiq、hohndokin fungheiq cungj miz ndei yaugoj, caiqlix gak cungj bingh yw bingh yaugoj cuj caeuq cuj doxbeij mbouj miz cengca yienhda $(P > 0.05)$, gangjmingz song cungj ywfap cungj ityiengh miz yaugoj.

[Cinz Siucinh, daengj. Ywcuengh ywmbok ywfap yw binghhmazmwnh linzcangz yenzgiu. Cungguek Minzcuz Yihyoz Cazci, 1995 (1): 25 - 27.]

Ngeih. Ywcuengh ywmbok ywfap yw binghmazmwnh 133 laeh linzcangz cazyawj

Cinz Siucinh daengj yungh ywcuengh ywmbok ywfap yw binghmazmwnh 133 laeh (baugvat hohndokin fungheiq nit、hohndokin fungheiq、hohndokin loihfungheiq), seizneix gaisau gingniemh de youq lajneix:

1. Dajguh ywmbok. Genj aeu Gvangjsih Lozyez Yen gimcuk $1 \sim 2$ bi doxhwnj, aeu giz gaenh doenj ganj soh ceiq ndei, guh baenz aenmbok bak gvangq $1 \sim 5$ lizmij、raez 10 lizmij baedauq, gvet naeng rog bae, henz mbok na mbang habngamj, bak mbok henzbien muz daengz bingz ngaeuz.

2. Bwh raemxyw. Gaeunyinzhaeux 30 gwz, samgakfung 50 gwz, mauxdanhaeu 40 gwz, yiengfuzrin 20 gwz, samcienzsam 20 gwz, betgakfung 50 gwz, naengcijcwz 40 gwz, hajcaujfung 30 gwz, nywjcougaen 20 gwz, gaeuhaexgaeq 30 gwz. Gya raemx 5000 hauzswng, cawj baenz raemxyw, cimq cawj aenmbok.

3. Giz mbokgok caeuq dajguh fuengfap. Giz mbokgok yawj binghcingz bencwng genjdingh. Dingzlai youq giz najbyak、aek、baihlaeng hwet caeuq gen ga giz noh haemq lai haenx, genj aeu doxhab hezvei, caiqlix boiqhab "ahsihez". Dajguh fuengfap: Dawz aenmbok cimq roengz raemxyw bae, cawj goenj 5 faen cung. Lauz aenmbok hwnjdaeuj, vad cengh raemx, doq vaiqdwk goeb daengz gwnz giz genjdingh haenx. $5 \sim 10$ faen cung le dawz aenmbok roengzma, yungh cimsamlimq siudoeg youq giz mbokgok menhmenh camz $1 \sim 3$ cim, caiq aeu aenmbok ndat youq giz cim camz mbokgok. Giz gwnz mbok raen miz fugfauz lai haenx, ndaej lai gok geij mbat. Moix mbat dawz mbok roengzma le yungh gaenyw (gaenyw dwg sujbaq siudoeg cimq roengz ndaw raemxyw ndat haenx, lauz hwnjdaeuj baenj hawq couh ndaej lo) ndatoep youq giz mbokgok $2 \sim 3$ mbat.

4. Liuzcwngz. Mbokgok itbuen dwg $2 \sim 3$ ngoenz guh mbat, 10 mbat guh aen liuzcwngz ndeu. Hohndokin fungheiq nit itbuen yw bingh $1 \sim 2$ aen liuzcwngz, hohndokin fungheiq $2 \sim 3$ aen liuzcwngz, hohndokin loihfungheiq $2 \sim 6$ aen liuzcwngz, itdingh aeu seiz ndaej habdangq ragraez.

5. Gietsat. ① Yw bingh le indot、foeg、mazmwnh daengj linzcangz binghhyiengh

117

caeuq ndangyiengh gaijndei yienhda, mizyauliz daj 90.7% daengz 93.2%. ②
Ranzsaedniemh genjcaz: Yw bingh le doiq ESR caeuq ASO cungj miz itdingh yaugoj,
hoeng doiq boux loihfungheiq yinhswj yangzsing mbouj miz yaugoj yienhda. ③ Doiq
hohndokin loihfungheiq mizyauliz dwg 81.8%, hohndokin fungheiq nit mizyauliz dwg
95.5%, hohndokin fungheiq mizyauliz dwg 91.1%.

[Cinz Siucinh, daengj. Ywcuengh Ywmbok Ywfap Yw Binghmazmwnh 133 Laeh
Linzcangz Cazyawj. Gvangjsih Cunghyihyoz, 1993, 16 (1): 5-6.]

CIENG DAIHNGEIH   BINGH'INDOT

It. Ywcuengh ywmbok yw hwet ga indot 320 laeh

1. Genj binghlaeh. 320 laeh boux hwet ga indot, baugvat ndoknaengh sinzgingh in、nohhwet lauzsonj、laenghwet cenhveizciz fatyienz、nohcaekhaex in、hwet niujsieng gaenjgip daengj.

2. Raemxyw cawj mbok. Gijyw gyoebbaenz: Songmienhcim 120 gwz, gaeuseiqfueng 100 gwz, gaeunyinzgvangq 100 gwz, nywjdaeuqndok 100 gwz, somoeg 50 gwz, conhvuh ndip 30 gwz, conhciuh 30 gwz, vahoengz 30 gwz, mbawngaih 50 gwz. Baihgwnz gijyw gya raemx 3500 hauzswng, cimq 12 diemj cung, aeu gimcuk guh baenz aenmbok, gvangq 3～5 lizmij, raez 8～10 lizmij, cawjgoenj le dawz aenmbok dwk roengz raemxyw bae itheij cawj 10 faen cung baedauq.

3. Genj hezvei. Genj ahsihez、sinyiz、veijcungh guh cujyau hezvei. Ahsihez bietdingh dinghvih cinj, yungh mehfwngz fwngzgvaz yungh rengz naenxnap giz indot, cug giz genjcaz, ra cinj diemj ceiq in caiqlix guh geiqhauh. Bouxbiz roxnaeuz boux caekhaex giz nohna, ndaej yungh hoqgen naenxnap ra ahsihez. Boux hwet in caiqlix yiengq cikga baihlaeng cij in haenx, boiq aeu cwngzfuz、yinhmwnz、cwngzsanh, boux yiengq cikga baihrog cij in haenx, boiq aeu vanzdiuq、bizgvanh、fuzdu、cuzsanhlij.

4. Dajguh fuengfap. Bouxbingh ninzhoemj dwk, yungh dawhfaex roxnaeuz nepraez fan nep aenmbok hwnjdaeuj, vad cengh raemxgoenj ndaw mbok, caiqlix yungh sujbaq uet hawq bak mbok, lau raemxyw log sieng naengnoh, swnh ndat sup youq gwnz giz genjdingh haenx. Mbokgok gaxgonq sien aeu di raemxyw ndaw rek okdaeuj, daengj caep le duzcat youq giz mbokgok, ndaej demgiengz yw bingh yaugoj, caiqlix ndaej yinhcumx naengnoh. Moix ngoenz yw mbat ndeu, moix mbat 15 ～ 20 faen cung, 5 mbat guh aen liuzcwngz ndeu. Bingh mbaeu roxnaeuz geiz gaenjgip yw bingh aen liuzcwngz ndeu, geiz menhnumq ndaej laebdaeb yw bingh 3～5 aen liuzcwngz.

5. Gietsat. Linzcangz yw ndei 186 laeh, yienh'ok yaugoj 72 laeh, cienj ndei 59 laeh, mbouj miz yaugoj 3 laeh, mizyauliz dabdaengz 99%.

119

〔VuzYizyinz, daengj. Ywcuengh Ywmbok Yw Hwet Ga In 320 Laeh. Cungguek Minzgenh Ywfap, 1998 (1): 31.〕

Ngeih. Hezvei cim cax iq gingnaeng gejsoeng gya ywmbok mbokgok yw hwet ga in 120 laeh yw bingh yaugoj cazyawj

1. Fuengfap. Cuj yw bingh yawj bouhvih caeuq binghyiengh bouxbingh hwet ga indot, riengz gingloh aeu hezvei. Itbuen aeu 3~4 aen cujyau hezvei, lingh aeu 1~2 aen ahsihez. Bouxbingh ndaej naengh dwk roxnaeuz ninz dwk. Giz hezvei naengnoh guh cangzgveih siudoeg mbangj giz mazcui le, yungh cim cax iq ginggvaq 75% ciujcingh cimq 30 faen cung haenx, youq gwnz hezvei daengj dwk heh naengnoh 0.2~0.3 lizmij, caiq yungh aenmbok aeu ywdoj cawj goenj cimq gvaq haenx, youq giz heh guh mbokgok, itbuen louz mbok 15~20 faen cung. Mbangj giz baksieng yungh seyanghcuihfunghgauh nem couh ndaej lo. Ywdoj genjyungh doenghgij yw soengnyinz byaijlwed, doengheiq vaqcwk haenx, cawj goenj 30 faen cung caiq cimq 6 diemj cung bwh yungh. 3 mbat guh aen liuzcwngz nbdeu, gek 3~5 ngoenz. Cuj doiqciuq yungh lijliuz cauhdonjboh gya naenxnod yw bingh, moix ngoenz mbat ndeu, 1 couh guh aen liuzcwngz ndeu. Itbuen yw bingh 3~4 aen liuzcwngz. Yw bingh yaugoj bingzdingh byauhcinj dwg, yw ndei: Hwet ga mbouj in lo, giz nohhwet diemj naenx in caeuq dip gietgeng mbouj raen lo, cikga yinhdoengh lumj bingzseiz lo, ninz caeuq guhhong dauq cingqciengz lo; yienh'ok yaugoj: Hwet ga in gemj mbaeu, nohhwet hwnjgeuq mbouj miz lo, diemj naenx in mbouj yienhda; mbouj miz yaugoj: Binghyiengh ndangyiengh caeuq yw bingh gaxgonq doxdoengz.

2. Gietsat. Song cuj yw'ndeiliz ginggvaq dungjgiyoz cawqleix $X^2 = 26.61$, $P <$ 0.01, gij cengca de miz eiqsei yienhda. Cuj neix 120 laeh hwet ga in yungh cungj fuengfap neix yw bingh, cungj mizyauliz 90%, cuj doiqciuq dwg 43.3%. Cuj yw bingh itbuen ginggvaq 1~2 aen liuzcwngz yw ndei, cuj doiqciuq yaek yungh 3~4 aen liuzcwngz. Ginggvaq gaen cam bi ndeu, cuj yw bingh 64 laeh mbouj raen dauq fatbingh, 56 laeh aenvih gvaqseiq mbouj miz lienzhaeh.

〔Se Beizcih, daengj. Hezvei Cim Cax Iq Gingnaeng Gejsoeng Gya Ywmbok Mbokgok Yw Hwet Ga In 120 Laeh Yw Bingh Yaugoj Cazyawj. Haijginh Yihyoz, 1996, 14 (2): 188-189.〕

Sam. Ywmbok hezvei ywfap doiq 92 laeh hwet ga in yw bingh yaugoj baugau

1. Fuengfap. (1) Dajguh aenmbok: Aeu gag ndaem fwnjdancuk, guhbaenz

aenmbok hung iq mbouj doengz, bak mbok gvangq 2～6 lizmij, raez itbuen 10～12 lizmij. Moix aenmbok bietdingh gyaeuj ndeu miz duq, gyaeuj ndeu mbouj miz duq, baenz yiengh mbok, gvet baihrog naeng na bae, henz mbok na itbuen dwg 0. 2 lizmij, bak mbok bietdingh muz ngaeuzbingz. (2) Boiqguh raemxyw cawj mbok: Aeu songdalungz mbawsaeq hawq, haeujnamh vaizgim, daeuhseih gieng gak 250 gwz, gieng 500 gwz. Dawz gijyw baihgwnz dwk haeuj daehboi bae, cuengq ndaw lijgu gya raemx habngamj, cimq duenh seizgan le cawjgoenj 1～2 diemj cung, dawz daehboi hwnjdaeuj, ndaej raemxyw daihgaiq 5000 hauzswng bwh yungh. Itbuen moix guenq raemxyw ndaej laebdaeb yungh 6 ngoenz. (3) Mbokgok ciengzyungh hezvei: Giz hwet aeu sinyiz, yinhmwnz, yangzgvanh, yauhyiz, bwzvanzyiz, mingmwnz, ahsihez, gyaeujhoq aeu hozdingj, cizya, liengzgiuh, cuzsanhlij, yangzlingzcenz, yinhlingzcenz, duqbaeu aeu gaijhih, giuhhih, daihih, yangzgyauh, gunhlwnz, hohndok gumqgauj aeu vanzdiu, gihliuz, yangzlingzcenz, duqgengoenh aeu vaigvanh, soujsanhlij, yangzhih, yangzciz, ndokgengoenh, dalingz, duqhohgen aeu gizciz, denhcingj, hozguz, ndoknaengh sinzgingh in aeu sinyiz, bwzvanzyiz, vanzdiu, veijcungh, yangzlingzcenz. (4) Dajguh: Cawj goenj raemxyw, yawj giz mbokgok hung iq genj ndei aenmbok, cawj 3～5 faen cung, dawz mbok hwnjdaeuj vad raemx cengh uet hawq, swnh ndat vaiqdwk goeb laeng gwnz giz hwet ga yizhez. Moix mbat moix giz gok 3～4 aen yizhez, seizgan laebdaeb 35 faen cung, gek ngoenz yw mbat ndeu, 10 mbat guh aen liuzcwngz ndeu. Yietnaiq couh ndeu ndaej guh aen liuzcwngz daihngeih.

2. Yw bingh gietsat. 92 laeh ndawde, linzcangz yw ndei 41 laeh, ciemq 44.6%; cienj ndei 43 laeh, ciemq 46.7%; mbouj miz yaugoj 8 laeh, ciemq 8.7%. Cungj mizyauliz 91.3%.

[Gvangjcouh Si Lingjdouz Liuzyangjyen Lijliuzgoh. Ywmbok Hezvei Ywfap Doiq 92 Laeh Hwet Ga In Yw bingh Yaugoj Baugau. Gvangjcouh Yihyoz, 1997 (6): 18－20.]

Seiq. Dienhcim ywmbok ywfap yw ndoknaengh sinzgingh in 150 laeh

1. Fuengfap. (1) Camz cim aeu hezvei: Cujyau hezvei aeu 17 ndoksaen, vanzcungh, yinhmwnz, gunhlwnz. Boiq hezvei aeu vanzdiu, cwngzfuz, cwngzsanh, yangzlingzcenz. Baihgwnz hezvei ndaej heiq le, yungh hauzcim faenbied ciep youq gwnz cimgiuj ciliuzyiz, yungh suhmizboh hingz suhcuz, daengz bouxbingh ndaej dingj ceiq daih couh ndaej lo. Yw bingh seizgan 25 faen cung. (2) Dienhcim doengzseiz boiqhab ywdoj: Conhciuh, gveicih, fangzfungh, danghgveih, nyinzhaeux, niuzciz, vahoengz,

conhvuh、mazvangz、sanghgeiqseng gak 30 gwz. Yungh mbok 4～6 aen cimq youq ndaw gu ywdoj, cawjgoenj diemj cung ndeu, aeu fagnep nep aenmbok, sawj bak mbok yiengq baihlaj, vaiq dwk yungh sujbaq caep gaenj goeb bak mbok, doq dawz mbok gok youq giz camz cim, moix ngoenz yw mbat ndeu.

2. Gietsat. 150 laeh bouxbingh ndawde yw ndei 98 laeh, indot hoizndei yienhda 48 laeh, indot mbouj miz gaijndei 4 laeh, mizyauliz daengz 97.3%.

〔Lij Cunghyiz. Dienhcim Ywmbok Ywfap Yw Ndoknaengh Sinzgingh In 150 Laeh. Cungguek Cimgiuj, 1994（1）: 180.〕

Haj. Cimcamz gya mbokgok yw senglwg le laenghwet nanq 30 laeh

1. Fuengfap. （1）Dajguh aenmbok: Genjyungh Seiqcien dancuk genq mbouj dekvaih haenx, ndaw mbok gvangq 1～4 lizmij, guh baenz aenmbok sang 1～6 lizmij, gvet gij naengheu rog mbok caeuq mueg ndaw mbok bae, henzmbok na dwg 0.5～2 hauzmij, bak mbok cingjcaez ngaeuzrongh. （2）Cawj mbok raemxyw danyw: Fangzfungh、mazvangz、conhyungh、nywjgam、sanghgeiqseng、moeggva、gaeulwedgaeq、conhvahciuh、nywjietnyinz、nywjdaeuqndok、danghgveih、gyanghhoz、duzhoz gak 15 gwz, vahoengz 20 gwz, gaeunyaenxdoeng 40 gwz, mbawngaih 60 gwz, gungh 16 cungj yw coux haeuj daehboi bae cug ndei, cuengq roengz ndaw gu（bak gvangq 50 lizmij, laeg 28 lizmij lijgu na）, gya raemxlaeg daengz 24 lizmij, cawjgoenj 20 faen cung, caiq dawz aenmbok dwk roengz raemxyw bae cawjgoenj 15 faen cung, yienzhaeuh yungh feiz iq cawj, sawj raemxyw ndat haed youq 70℃。（3）Cimcamz gya mbokgok: Mbokgok caeuq cimcamz aeu hezvei, cungj dwg riengz gingloh aeu hezvei, boiq aeu ahsihez. Bouxbingh ninzhoemj dwk, yungh hauzcim camz hezvei funghfuj、dacuih、yauhyiz、sinyiz、veijcungh、gunhlwnzhez, ndaej heiq le louz cim, caiq yungh cimsamlimq diemjcamz vazdoz gyazcizhez, ahsihez caeuq rongznyouhging sienqhenzlaeng yizhez（dasuh、funghmwnz、sinhyiz、ganhyiz、bizyiz、fufwnh、gauhmangz、cisiz、cibenh daengj）, moix cim doxgek 3～5 lizmij. Dawz mbok hwnjdaeuj, vad raemxyw ndaw mbok, uet cengh bak mbok, vaiq dwk yiengq ndaw mbok boq gaemz heiq ndeu, sawj de miz rengzap, swnhseiq goeb youq gwnz giz cim gaenq diemj camz caeuq naengnoh seiqhop haenx, dacuih、yauhyiz、sinyiz lienz cim gok, mbokgok 20～40 aen, louz mbok 2 faen cung, dawz mbok、cim okdaeuj le, yungh veiswnghceij miedgin haenx uet sup gij raemxlwed caeuq raemxnem okdaeuj. Gek ngoenz yw mbat ndeu, 10 mbat guh aen liuzcwngz ndeu.

2. Gietsat. Ginggvaq yw bingh aen liuzcwngz ndeu, yw ndei（binghhyiengh

ndangyiengh cungj mbouj miz lo) 21 laeh, miz yaugoj (binghyiengh ndangyiengh gemj mbaeu yienhda) 7 laeh, mbouj miz yaugoj (binghyiengh ndangyiengh mbouj miz bienqvaq roxnaeuz gya naek) 2 laeh, cungj mizyauliz 93.3%.

〔Cuh Vaizyen, daengj. Cimcamz Gya Mbokgok Yw Senglwg Le Laenghwet Nanq 30 laeh. Cungguek Cimgiuj, 2001, 21 (7): 420.〕

Roek. Dienhcim gya mbokgok yw hohndok foegin 90 laeh

1. Dienhcim. Aeu hezvei yinhlingzcenz、veijcungh、funghsi、yangzlingzcenz、duzbiz、cizyangzgvanh, boux rumznit cumxmaz gya gvanhyenz、cuzsanhlij, boux fungheiq ndatmaz gya hozguz. Camz cim ndaej heiq le ciep G6805 yw bingh yizgi, suhmizboh, doengdienh 20 faen cung, giengzdoh diuz daengz bouxbingh ndaej naihsouh ceiq daih couh ndaej lo.

2. Mbokgok. Yw bingh le gya mbokgok. Aenmbok sien dwk roengz ndaw gu caeux miz ywdoj haenx cawjgoenj 30 faen cung (ywdoj danyw: Hozduz 20 gwz, fangzfungh 10 gwz, gveicih 30 gwz, niuzciz 15 gwz, canghsuz 20 gwz, gaeunyaenxdoeng 30 gwz, conhyungh 15 gwz, veihlingzsenh 20 gwz, sanhlingz 15 gwz, wzcuz 15 gwz, nywjietnyinz 30 gwz, nywjdaeuqndok 30 gwz), swnh ndat dawz aenmbok gok youq giz gwnz hezvei gyaeujhoq, louz mbok 30 faen cung. Gok sat le louz raemxyw mbat laeng yungh, moix fuk yw ndaej yungh 10 mbat. 10 mbat guh aen liuzcwngz ndeu, 2~3 aen liuzcwngz bingzdingh gietsat.

3. Gietsat. 90 laeh bouxbingh ndawde bingh ceiq nanz 20 bi, ceiq dinj ndwen ndeu. Yw ndei 38 laeh, cienj ndei 43 laeh, mbouj miz yaugoj 9 laeh, cungj mizyauliz dwg 90%.

〔Cau Yungjsiengz. Dienhcim Gya Mbokgok Yw hohndok Foeg'in 90 Laeh. Yinznamz Cunghyih Yozyen Yozbau, 1999, 22 (4): 45.〕

Caet. Ywmbok yw bingh'in 70 laeh linzcangz cazyawj

Liuzningz Cunghyih Yozyen cimgiujhi Gungh Yenvaz yinhyungh ywmbok ywfap caeuq feizmbok ywfap yw gak cungj bingh'in 100 laeh (baugvat fungheiq、loihfungheiq hohndokin、hohndokhwet doed、binghndokhoz、dungxin、mbeihuj、gingh'in、fugenyenz daengj), ndawde cuj ywmbok 70 laeh, cuj feizmbok 30 laeh, caiqlix doiq gyoengqde linzcangz yw bingh yaugoj guh doxbeij cazyawj.

1. Fuengfap. (1) Cuj ywmbok: ①Dawz faexcuk moqsien ciuq hoh daet baenz mbok, ginggvaq fwngz dat mbang, aeu saceij muz bak mbok, guhbaenz aenmbok raez

123

dinj hung iq mbouj doengz, aenmbok ceiq raez 12 lizmij, ceiq dinj 6 lizmij, aen ceiq hung bak gvangq 5 lizmij, aen ceiq iq bak gvangq 0.7 lizmij. ② Gij danyw: Mbawngaih 20 gwz, nywjdaeuqndok 20 gwz, hihsenhcauj 20 gwz, duzhoz 20 gwz, danghgveih 15 gwz, cwzlanz 15 gwz, caeux gijyw baihgwnz neix roengz daeh boisa bae bwh yungh. Yungh denluz ndat raemx le dwk daeh yw roengzbae cawjgoenj 15 faen cung, caiq dawz daeh yw hwnjdaeuj. ③Mbokgok dajguh fuengfap bouhloh: Yawj bouxbingh binghcingz loh ok giz yw bingh, bouxyw fwngzswix gaem sujbaq, fwngzgvaz gaem faggimz luenzgyaeq daegdaihhauh, caiq yawj cingzgvang nep dawz mbok hung iq mbouj doengz dwk roengz raemxyw bae cawj 2 faen cung, yienzhaeuh lauz mbok hwnjdaeuj, vaiq dwk vad cengh raemx cuengq daengz gwnz sujbaq fwngzswix, goemqdwk bak mbok swnh ndat vaiq dwk naenx youq doxdoiq yizhez roxnaeuz gwnz naengnoh giz yaek mbokgok, aenmbok couh doq sup youq, louz mbok 10~20 faen cung. Gek ngoenz yw mbat ndeu, 10 mbat guh aen liuzcwngz ndeu. (2) Cuj doiqciuq: Yungh feiz myag mbokgok yw bingh. Feizmbok yw bingh hix dwg gek ngoenz yw mbat ndeu, 10 mbat guh aen liuzcwngz ndeu. Yawj binghcingz genj doxdoiq hezvei roxnaeuz bouhvih, yungh myag feiz mbokgok yw bingh. Feizmbok yw bingh hix dwg gek ngoenz yw mbat ndeu, 10 mbat guh aen liuzcwngz ndeu.

2. Gietsat. Cuj yw bingh cungj mizyauliz 100%, cuj doiqciuq cungj mizyauliz 86.7%. Cuj yw bingh yaugoj ndei gvaq cuj doiqciuq, song cuj yw bingh yaugoj doxbeij haemq miz dungjgiyoz cengca ($P < 0.05$). Doiq bingh'inmaz yienhyauliz sang gvaq dungxndaw in, gangjmingz bingh dungxndaw youq gizlaeg、binghnanz, ndigah yaek boiqhab cimgiuj roxnaeuz yw gyoebhab yw bingh; binghmazmwnh aenvih gijbingh de youq gingloh, bingh youq giz feuh, dingzlai dwg nitcumx nyex fatbingh, ndigah yinhyungh ywmbok ywfap yw bingh yaugoj yienhda.

〔Gungh Yenvaz, daengj. Ywmbok Yw Bingh'in 70 Laeh Linzcangz Cazyawj. Sanghaij Cimgiuj Cazci, 2004, 23 (4): 31.〕

Bet. Feuhdamz mbok naenxnod ywfap yw gyaeujdot lwedcwk

1. Fuengfap. (1) Mbok ywfap dajguh: ①Dawz aenmbok ywyungh guhbaenz hung iq bak gvangq mbouj doengz haenx, cuengq roengz ndaw gu raemxyw cawjgoenj bae, sawj aenmbok gig vaiq ndat, daengj daihgaiq faen cung ndeu couh lauz hwnjdaeuj, vad cengh raemxyw ndaw mbok, hoeng aenmbok lij miz heiqyw, yienzhaeuh vaiq dwk goeb youq bouxbingh aen'gyaeuj roxnaeuz gwnz hezvei laenzgaenh. Aenvih gijheiq ndat cengq caep suk, sawj ndaw mbok gig vaiq miz rengzap. Couh dwg ndaw mbok siengdoiq

caenhoengq, ndaej sup youq gwnz naengnoh gaenjmaenh, daengj 10 faen cung baedauq, dawz mbok roengzdaeuj, mbangj giz naengnoh raen lwedcwk roxnaeuz hamzlwed hoengzciengq, couh ndaejdaengz yw bingh iugouz. ② Genj hezvei: Aeu funghciz、yajmwnz guh cujyau hezvei, boiq aeu daiyangz、yindangz daengj. ③ Raemxyw cawj mbok danyw: Mbawngaih、fangzfungh、nyinzhaeux、mazvangz、moeggva、conhciuh、duzlinh、nondujbeh、gyanghhoz、canghsuz、duzhoz、somoeg、vahoengz、ngveihdauz、nywjdaeuqndok、ciennienzgienq、naenghaijdungz daengj gak 10 gwz, yuijyangh、mozyoz gak 5 gwz. Yungh boi bau ndei le, cuengq roengz gu bae, cawj raemx 20 faen cung le bwh yungh.

(2) Naenxnod fuengfap caeuq iugouz: ①Bouxbingh naengh dwk, bouxyw ndwn youq baihlaeng de, yungh lwgfwngzmeh, lwgfwngzgyang naj hohgyang faenbied riengz laenggyaeuj caeuq iuhoz song mbiengj bangzgvanghgingh, hwnjroengz baedauq menhmenh cienjdoengh nod. Yungh rengz yaek laebdaeb yaek yinz, fancienj yaek doxlienz, daj mbaeu daengz naek, daj feuh haeuj laeg, cugbouh gya'gvangq giz nod cienjdoengh, cienjdoengh mbouj ndaej dingz, cienj cix mbouj luenh, fouz dwk noddoengh, fwngz guh naekcaem, cungj fuengfap neix yw bingh giz bingh mbouj hung yunghcawq cix comz. ② Gaem dawz song mbiengj funghciz hezvei, riengz song mbiengj hoz bangzgvanghgingh daj gwnz daengz laj dajguh 4～5 mbat. Fwngzfap iugouz: Mehfwngz caeuq gizyawz seiq lwgfwngz rengz doiqhab it soeng it gaenj, it hab it hai, yungh rengz doxdaengh, yungh rengz youz mbaeu daengz naek, naek cix mbouj dingz, gaem dawz soeng cix miz rengz, itmienh gaem dawz itmienh laebdaeb fancienj noddoengh, daengz bouxbingh roxdaengz nanq、cwxcaih couh ndaej lo. ③ Byai lwgfwngzyinx (cingqnaj mehfwngz dingj youq lwgfwngzyinx hoh ngeih ngeih mbiengj van, lwgfwngzgyang baihnaj dingj youq lwgfwngzyinx hoh ngeih sam mbiengj baihlaeng), bang lwgfwngzyinx, yungh rengz yw giz bwzveihez. Fwngzfap iugouz: Daj feuh haeuj laeg, cig daengj laebdaeb diemj naenx 1～2 faen cung, caiqlix menhmenh naenx veihdenh, bouxbingh ndaej roxnyinh cwxcaih caeuq cienz daengz ndang gizwnq ceiq ndei. ④Ciepdwk bouxyw sien ndiengq song mehfwngz hwnjdaeuj, lwgfwngzgyang gaendwk iet soh, bakguk doiqcinj doengz mbiengj rwznengh, byai mehfwngz doiqcinj laj funghcizhez, byai lwgfwngzgyang cuengq youq daiyangzhez, yienzhaeuh seiq lwgfwngz doengzseiz yungh rengz, yiengq baihndaw naenx yiengq baihgwnz yaeuj, laebdaeb daihgaiq faen cung ndeu. Fwngzfap iugouz: Yungh rengz daj rog daengz ndaw, laebdaeb yungh rengz, yungh di rengz ndeu ndaej lo, seiq lwgfwngz cungj yaek yungh rengz, fwngz guh yaek mbaeu, aeu hezvei yaek cinj, bouxbingh roxnyinh nanq. ⑤

125

Doeklaeng yungh rouxringx fwngzfap, rouxringz najbyak bouxbingh caeuq byai meizda caeuq laj laenggyaeuj noh hoz couh sat lo. Fwngzfap iugouz: Menhmenh cwxcaih dwk guh.

2. Yw bingh gietsat. Geizgaenh yw bingh yaugoj dwg mbouj gyaeujdot roxnaeuz siusaet guh byauhcinj, 19 laeh gihbwnj yw ndei. Yw bingh seizgan ceiq dinj dwg 2 ngoenz, ceiq nanz dwg 20 ngoenz. Geiznanz yw bingh yaugoj gaencam 9 bi mbouj raen dauq fatbingh.

[Cangh Yauveih. Feuhdamz Aenmbok Naenxnod Ywfap Yw Lwedcwk Gyaeujdot. Denhcinh Cunghyih, 1992 (5): 12.]

CIENG DAIHSAM HOHNDOKIN

It. Mbokgok ywfap yw fungheiq hohndokin 1853 laeh linzcangz cazyawj

1. Genjyungh cukheu, aeu ganjfaex genq ndei haenx, guh baenz caet cungj mbok, faenbied dwg bak gvangq 0.5 lizmij, 1 lizmij、2 lizmij、3 lizmij、4 lizmij、5 lizmij、6 lizmij. Aenmbok sang: 1~2 hauh dwg 6 lizmij, 3~4 hauh dwg 8 lizmij, 5~7 hauh dwg 10 lizmij, henz mbok na: 1~2 hauh 0.05 lizmij, 3~4 hauh dwg 0.1 lizmij, 5~6 hauh dwg 0.15 lizmij, 7 hauh dwg 0.2 lizmij.

2. Cawj mbok ywdoj. Nywjietnyinz、nywjdaeuqndok、gaeulwedgaeq、gaeungaeu、gyanghhoz、duzhoz、mbawngaih gak 20 gwz, fangzfungh、veihlingzsenh、moeggva、niuzciz、danghgveih、conghyungh、mozyoz、yuijyangh、duzlinh、vahoengz、conhciuh、fuswj、nywjgam、mazvangz gak 15 gwz, gaeunyaenxdoeng 40 gwz, gungh 22 cungj yw coux haeuj ndaw daehboi bae cwng 15 faen cung, dawz daeh yw hwnjdaeuj, cuengq mbok roengz raemxyw bae cawj 3~5 faen cung.

3. Mbokgok. Mbokgok caeuq camz cim aeu hezvei cujyau dwg riengz gingloh aeu hezvei, boiq aeu ahsihez. Itbuen cikgen aeu hozguz、gizciz、vaigvanh、funghciz、genhyiz、neigvanh、houhih daengj, cikga aeu vanzdiu、yangzlingzcenz、yinhlingzcenz、cuzsanhlij、sanhyinhgyauh、sezguz、daicungh daengj, giz hwet aeu vazdoz gyazgiz、sinyiz、yauhyenj daengj, aen'gyaeuj aeu bwzvei、swsinzcungh、gozswnh、funghciz、douzveiz daengj. Mbokgok gaxgonq sien camz cim, caiqlix louz cim, mbokgok seiz, bouxyw fwngzswix gaem fagnep nep aenmbok cawjgoenj haenx hwnjdaeuj, fwngzgvaz lwgfwngzyinx caeuq mehfwngz gab dwk aenmbok giz daej, vaiq dwk vad raemx ndaw mbok okdaeuj, caiqlix doq yiengq bak mbok boq gaemz heiq ndeu (sawj ndat doekdaemq) le, menhmenh goeb youq giz gwnz hezvei genjdingh haenx, gwnz hezvei genjdingh haenx miz cim, goeb cim youq ndaw mbok. Louz mbok 15 faen cung le, dawz mbok caeuq cim roengzdaeuj. Mbokgok boiqhab camz cim, gek ngoenz yw mbat ndeu, 1 ndwen guh aen liuzcwngz ndeu.

4. Gietsat. Yw ndei 1268 laeh, miz yaugoj 437 laeh, mbouj miz yaugoj 148 laeh,

cungj mizyauliz dwg 92％, yw'ndeiliz 68. 43％.

〔Gyaj Gvangjdenz. Mbokgok Ywfap Yw Fungheiq Hohndokin 1853 Laeh Linzcangz Cazyawj. Cungguek Cimgiuj，1989，288（6）：7－8.〕

Ngeih. Faexrang cawj mbok yw hohndokin fungheiq caeuq loihfungheiq 17 laeh

1. Fuengfap. Genj aenmbok raez daihgaiq 5 lizmij，gyaeuj ndeu fung ndaw bak gvangq 0. 5～1. 5 lizmij，cuengq youq ndaw raemxsaw miz faexrang habngamj haenx （daihgaiq 30 gwz faexrang boiq 500 hauzswng raemxsaw）cawj goenj 30 faen cung le，doengzseiz aeu 75％ ciujcingh roxnaeuz giengzligdenj siudoeg giz hohndok indot le，yungh dipcax soujsuz siudoeg haenx youq giz in heh congh iq ndeu，ndaej raen di lwed yaemq okdaeuj couh ndaej lo，mbouj ndaej daiq laeg daiq gvangq，vaiq dwk daj ndaw raemxgoenj lauz aenmbok hwnjdaeuj，caenhliengh vad raemx hawq，gaendwk goeb youq bak lwed，geij miux cung le soeng fwngz，aenmbok gok youq naengnoh couh ndaej lo，3 ～5 faen cung dawz mbok roengzdaeuj. Giz indot youqgaenj dawz mbok okdaeuj haenx dwg lwed fugfauz，giz mbouj daiq indot dawz mbok roengzdaeuj haenx cij dwg lwedcwk. Baihgwnz ywfap，yawj hohndok hung iq、bak mbok gvangq lainoix，aen hohndok ndeu 1 mbat doengzseiz ndaej gok 1～5 aen mbok，3～5 ngoenz yw mbat ndeu，3 mbat guh aen liuzcwngz ndeu.

2. Gietsat. Linzcangz yw ndei 4 laeh（ciemq 23. 5％），ndawde aen liuzcwngz ndeu yw ndei 1 laeh，2 aen liuzcwngz yw ndei 2 laeh，3 aen liuzcwngz yw ndei 1 laeh；raen miz yaugoj 5 laeh（29. 4％），miz yaugoj 7 laeh（41. 2％），mbouj miz yaugoj 1 laeh （5. 9％），cungj mizyauliz 94. 1％.

〔Suiz Yenniz. Faexrang Cawj Mbok Yw Hohndokin Fungheiq Caeuq Loihfungheiq 17 Laeh. Cungguek Yienhdaih Yihyoz Gohgi，2003（5）：75.〕

Sam. Mbokgok camz cim ywfap yw hohndokin loihfungheiq 64 laeh

1. Fuengfap. （1）Cuj doiqciuq：Aeu song mbiengj hezvei gizciz、vaigvanh、hozguz、funghsi、hezhaij、yangzlingzcenz、cuzsanhlij、sezguz. Geij aen hezvei neix cungj yungh bingzbouj bingzse fuengfap，louz cim 30 faen cung，moix ngoenz yw mbat ndeu，12 ngoenz guh aen liuzcwngz ndeu，moix aen liuzcwngz yietnaiq 2 ngoenz，geiz yw bingh dingz gwn yw，mbouj boiqhab gizyawz ywfap. （2）Cuj cazyawj：Youq cuj doiqciuq yw bingh fuengfap gihcuj gwnzde，gya mbokgok ywfap. Gidij fuengfap dwg dawz mbok cuengq roengz raemxyw cawj 20 faen cung，yienzhaeuh swnh ndat oep youq gwnz hezvei cim camz haenx.

2. Gietsat. Youq cuj doiqciuq 20 laeh ndawde, yw ndei 7 laeh, ciemq 35%; yienh'ok yaugoj 2 laeh, ciemq 10%; cienj ndei 8 laeh, ciemq 40%; mbouj miz yaugoj 3 laeh, ciemq 15%; cungj mizyauliz 85%. Cuj cazyawj 44 laeh, yw ndei 29 laeh, ciemq 65.91%; miz yaugoj 3 laeh, ciemq 6.82%; cienj ndei 7 laeh, ciemq 15.91%; mbouj miz yaugoj 5 laeh, ciemq 11.36%; cungj mizyauliz 88.64%. Song cuj yw ndei beijliz ginggvaq dungjgiyoz cawqleix miz cengca gig yienhda ($X^2 = 9.156$, $P < 0.01$), song cuj cungj mizyauliz cengca haemq mbouj yienhda ($P > 0.05$). Cuj mbokgok yw bingh lwedcaem, loihfungheiq yinhswj bienqvaq youq yw bingh gonq laeng gaijndei yienhda ($P < 0.01$), cuj doiqciuq gaijndei cengca mbouj yienhda ($P > 0.05$).

［Cangh Yij. Mbokgok Cim Camz Fuengfap Yw Hohdokin Lohfungheiq 64 Laeh. Denhcinh Cunghyih, 1996 (60): 38.］

Seiq. Mbokgok ywfap yw hohndokin loihfungheiq 35 laeh

1. Fuengfap. (1) Honggaiq caeuq gijyw: Aenmbok yungh Seiqcien cunghauh dancuk guh baenz, raez 4～6 lizmij, ndaw bak gvangq 1～4 lizmij. Fagcim dwg cimmeizva roxnaeuz cimsamlimq daegdingh guh haenx, lingh miz fagcuiz cuiz gyaeujcim. Ywdoj danyw miz fangzfungh, mazvangz, conhyungh, nywjdaeuqndok, swnghdi, mbawngaih, nyinzhaeux, niuzciz, moeggva, danghgveih, conhciuh, geiqseng gak 12 gwz. (2) Camzfap: Siudoeg naengnoh le, fwngzswix gaem gaenzcim, sawj bakcim depgaenh naengnoh; fwngzgvaz gaem fagcuiz ndaek gyaeuj gaenzcim, sawj bakcim camz haeuj naengnoh bae le couh doq yaeuj hwnjdaeuj. Gikcoi lainoix faen song cungj, gikcoi naek le doq ok lwed, gikcoi mbaeu le mbouj miz doq ok lwed, daengj mbokgok le cij ok lwed. Cungj fuengfap gaxgonq yungh youq boux ndangdaej ndei, binghcingz naek caeuq giz noh haemq na haenx, cungj fuengfap baihlaeng yungh youq boux ndangdaej ca, binghcingz mbaeu caeuq giznoh mbang haenx. Moix mbat yw bingh camz cim mbat soq itbuen yawj giz binghbienq hung iq daeuj dingh, bouxbingh gaxgonq camz cim haemq lai, bouxbingh baihlaeng cmaz cim noix, cijbingz daihgaiq 10 mbat. Moix mbat ok lwed 1 hauzswng daengz geij cib hauzswng. (3) Mbokgok fuengfap: Yungh boi duk ndei ywdoj baihgwnz, sien aeu raemxcaep cimq le caiq dwk roengz raemxgoenj bae cawj 15 faen cung, caiq dwk aenmbok roengz raemxyw bae cawj 10 faen cung couh ndaej yungh lo. Raemxndat 65～70 ℃ haemq hab lo, daiq caep mbok mbouj yungzheih sup youq, daiq ndat yungzheih deng log sieng. Ndaej yawj bouhvih, gijbingh naek mbaeu caeuq bingh seizgan, bouxbingh rengz dingj daeuj diuz raemxndat. Dawz aenmbok hwnjdaeuj le vad raemxyw ndaw mbok cengh, uet raemxyw bak mbok le, doq

goeb daengz giz cim camz bae, sawj de sup youq gwnz naengnoh, louz mbok 15～20 faen cung le dawz roengzdaeuj. Dawz mbok roengzma seiz yungh siudoeg veiswnghceij uet gij raemxlwed bae. Moix mbat yaek yungh geij cib aen mbok. (4) Giz yw bingh：①Giz cikgen baihnaj, baugvat baihnaj bangxmbaq、cikgen henzndaw、angjfwngz, cujyau aeu fwngz sanhyinhgingh hezvei caeuq giz in. ②Giz cikgen baihlaeng, baugvat baihlaeng bangxmbaq、cikgen henzrog、laengfwngz, cujyau aeu fwngz sanhyangzgingh hezvei caeuq giz in. ③Giz cikga baihnaj, baugvat caekhaex baihnaj、gyaeujhoq baihnaj、gahengh baihnaj, cujyau aeu dungxgingh、mbeigingh、mamxgingh hezvei caeuq giz in. ④Giz cikga baihlaeng, baugvat hohndokgumq、caekhaex baihlaeng、giz nohfeizcangz gumzhwet, cujyau aeu rongznyouhgingh hezvei caeuq giz in. ⑤Giz laengdin, baugvat giz laengdin caeuq ndaw rog duqbaeu, cujyau aeu dungxgingh、mamxgingh、makgingh、rongznyouhgingh、mbeigingh hezvei caeuq giz in. Yw bingh seiz yawj gidij cingzgvang daj baihgwnz haj giz ndawde genj yungh, moix mbat aeu giz ndeu（song henz）couh ndaej lo, itbuen moix couh yw bingh 2 mbat, 10 mbat guh aen liuzcwngz ndeu. 3 aen liuzcwngz le yietnaiq 2 couh. Dangh ndangdaej cangq, binghcingz haemq naek roxnaeuz lai hohndok deng sonjsieng seiz, moix couh yw bingh 3 mbat.

2. Gietsat. 35 laeh ndawde linzcangz laeghaed 10 laeh（29%）, yienh'ok yaugoj 13 laeh（37%）, cienj ndei 8 laeh（28%）, mbouj miz yaugoj 4 laeh（12%）.

［Cuh Gyangh, daengj. Mbokgok Ywfap Yw Hohndokin Loihfungheiq 35 Laeh. Sanghaij Cimgiuj Cazci, 1991（1）：6－7.］

Haj. Cawj ywmbok yw hohndokin fungheiq 129 laeh linzcangz baugau

1. Dajguh raemxyw. Conhcaujvuh、duzhoz、cinzciuh、veihlingzsenh、conhyungh、gaeuhaijfungh、nywjdaeuqndok yw ndip gak 60 gwz, sisinh、fangzgij、vaciu gak 30 gwz, vahoengz 15 gwz, hozciu、binghben gak 10 gwz. Muz gijyw baihgwnz baenz mbaco, coux haeuj ndaw daehboi bae, cug bakdaeh gaenj dwk, gya raemxsaw cawj daengz gwddoh habngamj, dwk mbok hung iq rauh lai aen roengzbae, caiq cawj 15 faen cung, couh ndaej yungh lo.

2. Dajguh fuengfap. Fwngzgvaz gaem fagnep nep aenmbok, fwngz swix gaem sujbaq mbaeq daeb ndei haenx, youq bak mbok lizhai raemxyw yaepyet, doq yungh sujbaq gaenj goeb bak mbok, lau hoengheiq haeuj ndaw mbok bae, dawz mbok nod liz giz yw bingh, dawz sujbaq deuz, doq dawz aenmbok sup youq giz indot, louz mbok daengz mbouj roxnyinh ndat（itbuen dwg 5 faen cung）seiz couh dawz mbok roengzma. Moix ngoenz yw mbat ndeu, 10 mbat guh aen liuzcwngz ndeu.

3. Gietsat. Cuj neix bingh laeh 129 laeh, yw ndei 21 laeh, ciemq 16. 3%; yienh'ok yaugoj 36 laeh, ciemq 27. 9%; cienj ndei 58 laeh, ciemq 45%; mbouj miz yaugoj 14 laeh, ciemq 10. 8%; cungj mizyauliz dwg 89. 2%.

〔Guj Yingh. Cawj Ywmbok Yw Hohndokin Fungheiq 129 Laeh Linzcangz Baugau. Cimgiuj Linzcangz Cazci, 1998, 14 (10): 40 – 41. 〕

Roek. Ywmbok ywfap yw gyaeujhoqin swngseng 50 laeh linzcangz cazyawj

1. Fuengfap. Coux gijyw boiq ndei haenx roengz daehboi bae (gyanghhoz、 duzhoz、fangzfungh、cinzciuh、moeggva、sanghcih、conhdon、niuzciz、nyinzhaeux、 vahoengz、canghsuz、caujvuh、sisinh), cug gaenj bak daeh, cuengq roengz guenq bae, gya raemxcaep cawj 5 faen cung, caiq dawz mbok iq dwk roengz raemxyw bae cawj 10 faen cung. Yw bingh seiz yungh fagnep nep aenmbok doq goeb mbiengj indot giz sanghcizyenj caeuq hozdingjhez. Moix mbat 20 faen cung. Gek ngoenz yw mbat ndeu, 10 mbat guh aen liuzcwngz ndeu.

2. Gietsat. Yw bingh le 68 aen hohndok ndawde, linzcangz yw ndei 14 aen, linzcangz yienh'ok yaugoj 36 aen, miz yaugok 15 aen, mbouj miz yaugoj 3 aen, cungj mizyauliz dabdaengz 95. 6%. Yw bingh mbat soq ceiq dinj 10 mbat, ceiq nanz 4 mbat, cijbingz 21. 5 mbat.

〔Yangz Hojsiengz. Ywmbok Ywfap Yw Gyaeujhoqin Swngseng 50 Laeh Linzcangz Cazyawj. Neimungzguj Cunghyihyoz, 1997 (1): 36. 〕

Caet. Ywmbok ywfap（fu 610 laeh yw bingh yaugoj siujgez）

1. Fuengfap. (1) Guh mbok: Genj yungh faexcuk genq、bak gvangq 2～5 lizmij, daet baenz aenmbok raez 8～10 lizmij, moix aen mbok yaek louz hoh duq ndeu, dat naengcuk bae, sawj henz mbok na daihgaiq 0. 2 lizmij, bak mbok yaek muz ngaeuz. (2) Danyw: Haeujnamhvaizgim、gieng、lungzsongda mbaw saeq gak 500 gwz, aeu daehboi bau ndei cawj baenz raemxyw bwh yungh, gijyw ndaw daeh moix couh vuenh mbat ndeu. (3) Dajguh fuengfap: Dawz gak cungj mbok cuengq roengz raemxyw bae cawj 3 ～5 faen cung, yungh nepfaex roxnaeuz fagnep hung nep aenmbok habngamj, vad raemx cengh le doq yungh sujbaq uet aenmbok hawq bae, leihyungh gijheiq ndaw mbok ndat ciengq caep suk yienzleix baenz gij rengzap, swnh ndat sup youq mbangj giz gwnz naengnoh. Dawz mbok okma seiz wnggai fwngz ndeu dawz aenmbok nod yiengq mbiengj ndeu, yungh lingh lwgfwngz naenx dwk doiq mbiengj naengnoh, sawj bakmbok caeuq naengnoh baenz riz dek, aenmbok couh doq doekluet. (4) Mbokgok bouhvih: Itbuen

ciuq gingloh caeuq gaijbouj diegvih dinghvih caeuq ahsihez dinghvih. （5）Sup rengz
lainoix：Boux ndangdaej cangq caeuq giz ndang miz noh lai haenx, itbuen genjyungh
aenmbok bak hung baiz deih dwk sup aenmbok（mbok liz mbouj mauhgvaq 1 conq）,
boux ndangdaej nyieg hab genjyungh aenmbok bak iq caeuq yungh mbok baiz cax
fuengfap（mbok liz 1 conq doxhwnj）. Gek ngoenz roxnaeuz gek song ngoenz gok mbat
ndeu, gok 1 mbat yungh 2〜6 aen mbok couh hab lo.

2. Gietsat. Yungh cungj fuengfap neix yw hohndokin fungheiq、hohndokin
loihfungheiq daengj 610 laeh, yw ndei beijliz 13. 4%, yienh'ok yaugoj 53. 4%.

［Liengz Yungjhan. Ywmbok Ywfap（Fu 610 Laeh Yw Bingh Yaugoj Siujgez）.
Sinh Yihyoz, 1975（5）：251.］

Bet. Mbokgok ywfap yw bingh yaugoj cazyawj

1. Fuengfap.（1）Aeu ywdoj ndaej doengging byaijlwed boenqrumz cawzcumx
haenx, lumjbaenz mbawngaih、nywjdaeuqndok、gveicih、mazvangz、gyanghhoz、
duzhoz、hihsenhcauj、fangzfungh、conhciuh、duzlinh、danhcinh daengj, coux haeuj
daeh boisa bae, cuengq roengz ndaw gu hung bae cawj, yienzhaeuh dawz gak cungj
mbok cuengq roengz ndaw gu bae cawj 1〜2 faen cung, dawz hwnjdaeuj vad cengh
raemxyw, swnh ndat goeb youq giz gwnz hezvei bouxbingh, 20〜30 faen cung le dawz
roengzdaeuj, giz mbokgok couh miz giz saek hoengz roxnaeuz rizraiz luenz saek aeuj
ndeu, lumj yienghneix moix ngoenz roxnaeuz gek ngoenz guh yw bingh.（2）Aenmbok
anbaiz fuengfap：Aenmbok anbaiz cax maed, miz gikcoi giengz nyieg mbouj doengz,
baiz maed dwg gikcoi giengz, mbok caeuq mbok doxliz 5〜8 faen, boux ndangdaej
coekcangq miz bingh indot habyungh；baiz cax dwg gikcoi nyieg, mbok caeuq mbok
doxliz 1〜2 conq, boux ndangdaej nyiegnaiq miz mazmwnh roxnaeuz naetnaiq mbouj miz
rengz habyungh.（3）Gikcoi bouhvih：Mbokgok ywfap anbaiz, roxnaeuz cax, roxnaeuz
maed, yawj gijbingh cingzgvang, itbuen soj aeu bouhvih gikcoi, cungj dwg dangq ndaw
cimgiuj gangj "ahsihez", hoeng langh ndaej dawzndei cimgiuj ginghhez, boiqhab
yinhyungh, engq ndaej demgiengz yw bingh yaugoj, lajneix daihgaiq gaisau：①Bangxmbaq
caeuq gengwnz in. Gikcoi mbaq gen gak giz, boiqhab aeu genhcunghyiz、genhcingj、genhyiz、
giguz、genhliuz、genhnau、nauyiz daengj.② Ndoksaen baihlaeng indot. Gikcoi baihlaeng
sienq cungqgyang daih'it sienq henz caeuq daihngeih sienq henz mizgven gak hezvei.③ Hwet
in. Gikcoi giz hwet seiqhop, boiqhab hezvei sinyiz、mingmwnz、betliuz、veijcungh、
yauhyenj daengj hezvei.④Gyaeujhoq in. Gikcoi gyaeujhoq seiqhop caeuq ndokhangx
cingqgyang, boiqhab yinhsi、hozdingj、neicizyenj、vaicizyenj、gizcenz、cizgvanh、

yangzlingzcenz daengj hezvei. ⑤ Duqbaeu in. Gikcoi giz duqbaeu caeuq giz baihlaj gahengh seiqhop, boiqhab gunhlwnz、daihih、sinhmeg、yenzguz、cauhaij daengj hezvei. ⑥ Hohgen in. Gikcoi hohgen seiqhop, boiqhab coujliuz、gizciz、vujlij、gizcwz、sauhaij、coujsenh、fwngzsanhlij daengj hezvei. ⑦ Gengoenh in. Gikcoi giz gengoenh caeuq baihnaj hangx giz gyae, boiqhab vai'gvanh、yangzciz、nei'gvanh、dalingz、hozguz daengj hezvei.

2. Gietsat. Yw binghloihfungheiq 40 laeh, ndawde yw ndei 14 laeh（35％）, miz yaugoj 19 laeh（47.5％）, cungj mizyauliz 82.5％.

〔Nanzdungh Si Cunghyihyen. Mbokgok Ywfap Yw Bingh Yaugoj Cazyawj. Gyanghsuh Cunghyihyoz, 1958（3）：31.〕

Gouj. Mbokgok ywfap gaisau caeuq linzcangz cobouh cazyawj baugau

1. Dajguh aenmbok. Famz faexcuk oiq caeuq laux cungj mbouj hab genjyungh, aenvih faexcuk oiq unq soeng, faexcuk laux geng yungzheih dek, ndigah ceiq ndei genjyungh faexcuk henjoiq youh genq haenx. bak mbok gvangq 1.5～5 lizmij, mbok raez 8～10 lizmij. Langh daiq dinj rengz sup mbouj gaeuq yungzheih luetdoek. Daiq raez youh haemq naek, cix yungzheih luetdoek.

2. Cawj mbok danyw. Mazvangz、mbawngaih、fangzfungh、moeggva、conhciuh、cuzyuz、cinzciuh、nywjdaeuqndok、duzlinh、yuijyangh、mozyoz、ciennienzgienq、difungh、conhgyangh、canghsuz、fangzgij、gveihveij、ginuz、vuhmeiz、nywjgam, gak 2 cienz, cawj raemx dawz nyaq deuz, roxnaeuz dwk haeuj daeh boisa bae cawj raemx. Langh bouxbingh mbouj lai roxnaeuz mauhgvaq 30 boux, ndaej yawj cingzgvang gemjnoix.

3. Dajguh fuengfap. （1）Cawj mbok：Sien coux ywdoj haeuj ndaw daeh boisa bae, daengj raemx goenj le cawj mbok 1 faen cung couh ndaej sawjyungh. Cawj mbok seizgan ceiq nanz mbouj ndaej mauhgvaq 5 faen cung. （2）Dajguh fuengfap：Bouxyw fwngzgvaz yungh fagnep nep aenmbok, dwk laeng ndaw fwngzswix miz sujbaq demh haenx bae, bak mbok yiengq baihlaj, vad raemx cengh, vaiq dwk goeb daengz bouxbingh giz genjdingh hezvei. （3）Mbokgok bouhvih：①Maed baizfap, mbok liz mbouj mauhgvaq 1 conq. ② Cax baizfap, mbokliz 2 conq doxhwnj. ③ Mbat gaxgonq giz mbok cwk caengz sanq haenx, wnggai aeu giz song riz mbok cungqgyang, doxvuenh yungh, lau in lai. ④ Ciuq bouxbingh giz sinzgingh byaijyiengq caeuq giz hezvei dajguh mbokgok.

4. Gietsat. Yw hohndokin fungheiq、hohndokin loihfungheiq daengj 37 laeh, boux binghyiengh gihbwnj siusaet roxnaeuz siusaet liux dwg bingh ndei, gungh miz 24 laeh, ciemq 64％；binghyiengh gemj mbaeu yienhda, hoeng bungz dienheiq bienqvaq, boux

hwet ga indot lij miz fukfat dwg cienj ndei, gungh miz 8 laeh, ciemq 22%; 5 laeh mbouj miz bienqvaq roxnaeuz cij miz camhseiz yaugoj dwg mbouj miz yaugoj, ciemq 14%; cungj mizyauliz daengz 86%.

[Gyaj Yuzbauj. Aenmbok Ywfap Gaisau Caeuq Linzcangz Cobouh Cazyawj Baugau. Sanhsih Yihyoz Cazci, 1960 (2): 68.]

CIENG DAIHSEIQ HWKIN

Mbokgok ywfap yw hwkin

1. Guh mbok. Yungh cukhaemz guh haujlai aen mbok, raez daihgaiq 10 lizmij, bak gvangq daihgaiq 2 lizmij, gvet naeng rog faexcuk caiq muz ngaeuz, caiq muz bak mbok ngaeuz bingz couh baenz lo.

2. Cawj yw. Danyw dwg: Fangzfungh、ginghgai、conhvuh、canghsuz、nywjgam、swjsuh、duzhoz、gveicih、cinzciuh、caujvuh、conhciuh、niuzciz、gyanghhoz、mazvangz、lingzsenh、conhyungh gak 5 cienz, vahoengz 2 cienz, mbawngaih 2 cienz. Coux yw haeuj ndaw daeh boi bae dwk roengz ndaw gu cawj goenj le, caiq dwk haujlai aen mbok roengzbae, cawj goenj 3~4 faen cung couh ndaej yungh lo.

3. Ndangvih. Bouxbingh naengh dwk, gyaeuj loq ngeng gvaq mbiengj mbouj in haenx, daengq bouxbingh mbouj ndaej noddoengh ndangvih, lau aenmbok luetdoek, roxnaeuz nyexbaenz in.

4. Dajguh mbokgok. Yungh fagnep nep aenmbok hwnjdaeuj, sawj bak mbok yiengq baihlaj vad cengh raemx ndaw mbok, vaiq dwk cuengq haeuj ndaw lingh fwngz gaem sujbaq haenx, uet raemx hawq bae, doq dawz aenmbok hawq ndat haenx goeb daengz giz yw bingh bouxbingh, sawj ndaw mbok heiq ndat baenz rengzap, couh ndaej sup youq naengnoh. Moix mbat yungh mbok 6~8 aen, yungh maed baiz fuengfap.

5. Giz mbokgok. Aeu hezvei caeuq diemj in mbokgok, itbuen ciengzyungh hezvei dwg: Sanggvanh、ya'gvanh、gyazceh、dayingz、denhyungz、gimeg、yizfungh daengj hezvei. Moix mbat mbokgok seiz lwnz yungh naj rwz laeng rwz 2 daengz 3 aen hezvei, caiq gya diemj in guh mbokgok. Moix mbat yw bingh seizgan 10~15 faen cung, moix ngoenz roxnaeuz gek ngoenz yw mbat ndeu, 5 mbat guh aen liuzcwngz ndeu.

6. Gietsat. Yw bingh 44 laeh, 40 laeh yw ndei, 4 laeh mbouj miz yaugoj.

［Cinz Licuh. Mbokgok Ywfap Yw Hwkin. Gveicouh Yihyoz, 1980 (2): 49. ］

CIENG DAIHHAJ BINGHHWETDOED

Raemxyw mbok giethab cimgiuj naenxnod yw binghhwetdoed 64 laeh

1. Fuengfap

（1） Raemxyw mbokgok ywfap: Suzdi 30 gwz, nohcungzyungz 30 gwz, gaeulwedgaeq、gaeulwedhung、gaeucinghfungh、gaeuhaijfungh、gaeulozsiz gak 20 gwz, nywjdaeuqndok、yinyangzhoz、veihlingzsenh gak 15 gwz, dilungz 20 gwz, siujveizyangh 20 gwz. Boux bien nit gya conhvuh、gveicih, boux bien ndat gya vagimngaenz、sanghcih、gokvaiz. Genj aeu hezvei dwg song mbiengj sinyiz、mbiengj in vanzdiu、veijcungh、ahsihez. Dwk yw gya raemx 2000 hauzswng cawj daengz 1500 hauzswng, dawz nyaq yw okdaeuj le, dawz mbok bwh yungh haenx dwk roengz raemxyw bae cawj daihgaiq 20 faen cung, yungh fagnep nep aenmbok hwnjdaeuj, sawj bakmbok yiengq baihlaj, vad cengh raemxyw, swnh ndat naenx youq gwnz baihgwnz lwnh hezvei, couh ndaej sup youq. Louz mbok 10～15 faen cung, daengz naengnoh raen hamzlwed、lwedcwk hoeng mbouj hwnjbop couh ndaej lo. Doiq boux bingh ndoknaengh sinzgingh in, mbok yw gwnz vanzdiuhez ndaej riengz henz goekga baihlaeng nod mbok, mbok yw gwnz veijcunghhez riengz henz rog gahengh nod mbok, cungj dwg raen naengnoh fathoengz couh ndaej lo, ndaej gyagiengz yw bingh yaugoj. Raemxyw mbokgok ywfap moix ngoenz yw mbat ndeu, 7 ngoenz guh aen liuzcwngz ndeu, wnggai youq cimgiuj nodnaenx le dajguh. Fuk raemxyw ndeu ndaej lienz yungh 7 ngoenz caiq vuenh raemxyw.

（2）Nodnaenx yw bingh: Nodnaenx yw bingh ndaej cuengqsoeng gijnoh, gyavaiq raemxlwed sinzvanz, raggvangq ndoksaen gehhoengq, doekdaemq ndawbuenz rengzap, gejsoeng sinzginghgwnh deng ap caeuq nemlienz, vih suizhwz haeujma caux mizleih diuzgen. Nodnaenx aeu hezvei dwg diemj naenx in （ahsihez）、sinyiz、gihaijyiz、vanzdiu、veijcungh、yangzlingzcenz、sezguz、yenzcungh daengj hezvei. Giz nodnaenx dwg hwet caekhaex caeuq cikga mbiengj in, cujyau dwg gizhwet. Nodnaenx fuengfap dwg: ①Rag. Faenbaenz gigai rag caeuq vunzhong rag, vunzhong rag fuengfap yawj

136

gacaij fuengfap. Bouxbingh ninzhoemj youq gwnz mbonqrag haenx, gyaeuj gwnz cug youq giz hwet, gyaeuj laj cug youq caekhaex (dawzrengz seiq diemj yaek bingzcaez), gijrengz daengz bouxbingh ndaej dingj couh ndaej lo, seizgan 30～60 faen cung, soenggej le dingh ninz yietnaiq 10～15 faen cung, caiq guh nodnaenx. ② Giujcingq. Cuengqsoeng mbangj giz noh, coicaenh raemxlwed sinzvanz, siucawz foegfouz, gemj mbaeu apbik binghyiengh, aeu fwngz guh fukvih, sawj hoh ndoksaen nodvih ndaej giujcingq. Sien hawj bouxbingh ninzhoemj, bouxyw genjyungh naenx roxnaeuz nod giz hwet 10 faen cung, sawj gijnoh cuengqsoeng, caiq yungh mehfwngz naenx giz hwet diemj in、sinyiz、gihaijyiz、vanzdiuq daengj hezvei, fanfuk geij mbat. Doengzseiz youq gen ga in haenx naenx roxnaeuz nod geij faen cung, yungh mehfwngz roxnaeuz lwgfwngzgyang naenx gen ga in hezvei cwngzfuz、veijcunghhez, fanfuk lai mbat, ndaej yungh song angjfwngz yungh rengz dwk naenx diemj in giz hwet, gaendwk yiengq baihlaeng iet niuj giz hwet 2～3 mbat, yungh rengz yawj cingzgvang dingh. Yienzhaeuh ninzngeng, cujyau dwg aeu gen ga in haenx, guh naenx roxnaeuz nod geij faen cung, yungh lwgfwngz naenx hezvei yangzlingzcenz、sezguz、yenzcungh geij faen cung le, dawz giz hwet swix gvaz ngeng niuj gak mbat ndeu, sien niuj mbiengj in, caiq niuj mbiengj ndei (ngeng niuj itbuen youq ndaw yw bingh 3 ngoenz gaxgonq). Doeklaeng ninzai, van gyaeujhoq ndokgumq caeuq iet ga soh daix sang le, ndaej guh nodringx fuengfap. ③Gacaij. Bouxbingh ninzhoemj, youq gizaek caeuq goekga gak demh 2～3 aen swiz, sawj dungx miz giz hoengq. Bouxyw song fwngz rex faexvang haed gijnaek ndang bonjfaenh, gacaij giz hwet bouxbingh, caiqlix guh danzdiuq habdangq (danzdiuq seiz byaidin mbouj ndaej lizhai giz hwet). 1～2 faen cung le yungh vunz rag (3 bouxyw rag, boux ndeu song fwngz gaem giz aek bouxbingh, gaenlaeng song boux faenbied rag bajdin bouxbingh, yungh rengz yaek ityiengh), bouxyw yawj bouxbingh giz binghbienq, yungh din youq henz ndoksaen giz 0.5 conq cugciemh gyanaek rengz caij 1～2 faen cung doxhwnj, yienzhaeuh yungh angjfwngz nod giz gacaij, dawz aenswiz okdaeuj yietnaiq geij faen cung. ④Gijsaeh haeujsim. Yungh fwngz nodnaenx fukvih le, dingh ninz yietnaiq 3～7 ngoenz, doeklaeng gaij baenz itbuen ninz mbonq daengz gaenjgip binghyiengh hoizndei, hwnjmbonq le daihgaiq youq 21 ngoenz ndawde mbouj ndaej hawj ndoksaen utvan yinhdoengh, guh miz giva ninzhoemj ninzai、guh iethwet noh gunghnwngz duenhlienh lumj giuzgungj nei, caeuq guh ga hwet yinhdoengh duenhlienh, ndaej caeuq gizhwet guhhong dwgrengz ityiengh, ninzai seiz gizhwet demh aenswiz, doiq dingzlai bouxbingh cab miz mbiengj nohhangx in (daegbied dwg noh caekhaex in ceiq raen lai) ndaej yawj cingzgvang doiq bingh cawqleix.

（3）Cimgiuj yw bingh：①Geizgonq（ geiz gaenjgip）cujyau dwg gejhoiz indot，cujyau hezvei aeu yinzcungh、houhih、giz hwet ahsihez. Camz cim yungh sefap，ndaej boiqhab dienhcim gikcoi（cujyau yungh youq giz hwet ahsihez）. ② Geizlaeng（ geiz hoizndei）cujyau dwg bouj ukngviz seng ndok，undoeng gingloh，cujyau hezvei aeu sinyiz、cuzsanhlij. Camz cim yungh boujfap，ndaej gya raeuj cimgiuj.

2. Gietsat

（1）Yw bingh yaugoj byauhcinj. Yw ndei：Giz hwet caeuq gen ga in haenx mbouj in lo，giz hwet yinhdoengh gunghnwngz hoizfuk，soh ga daix sang 70 doh doxhwnj，ndaej guh gijhong yienzlaiz；miz yaugoj：Hwet ga in gemj mbaeu，giz hwet yinhdoengh gunghnwngz gaijndei；mbouj miz yaugoj：binghyiengh、ndangyiengh mbouj gaijndei. （2）Yw bingh gietsat. Cuj neix 64 laeh ndawde，yw ndei 32 laeh，ciemq 50％；miz yaugoj 22 laeh，ciemq 34.4％；mbouj miz yaugoj 10 laeh，ciemq 15.6％. Cungj mizyauliz dwg 84.4％.

[Liuz Siswnh，daengj. Raemxyw Mbok Giethab Cimgiuj Nodnaenx Yw Bingh Binghhwetdoed 64 Laeh. Huznanz Cunghyih Cazci，1997，13（5）swnghganh：22]

CIENG DAIHROEK NDOKHOZIN

Mbokgok ywfap yw ndokhozin 50 laeh cobouh cazyawj

1. Fuengfap. （1） Yw cawj mbok： Mbawngaih、fangzfungh、nyinzhaeux、mazvangz、moeggva、conhciuh、duzlinh、nondujbeh、gyanghhoz、canghsuz、duzhoz、somoeg、vahoengz、ngveihdauz、nywjdaeuqndok、ciennienzgienq、naenghaijdungz gak 10 gwz, yuijyangh、mozyoz gak 5 gwz. Yungh boi duk ndei le dwk roengz ndaw gu bae, cawj raemx bwh yungh. （2） Genj hezvei： Cujyau hezvei dwg yafunghciz、dasuh、funghmwnz, boiq hezvei dwg denhcungh、genhcingj、genhyiz、gizciz daengj, dwg gij hezvei ginggvaq fwngz sanhyangzgingh. （3） Dajguh. Dawz mbok yw yungh bak mbok hung iq mbouj doengz haenx, dwk roengz ndaw gu raemxyw goenj bae, sawj aenmbok doq ndat, daengj 2～3 faen cung le dawz hwnjdaeuj, vad cengh raemxyw ndaw mbok, hoeng lij miz heiqyw, yienzhaeuh doq vaiq dwk goeb daengz giz naengnoh roxnaeuz hezvei bouxbingh. Aenvih gijheiq ndatciengq caepsuk, sawj ndaw congh mbok gig vaiq miz rengzap, ndaej gaenjmaenh sup youq gwnz naengnoh, daengj 7～8 faen cung le, dawz mbok roengzdaeuj, giz naengnoh raen lwedcwk roxnaeuz hamzlwed hoengzciengq, couh ndaej yw bingh. （4） Liuzcwngz： Moix yw 10 mbat guh aen liuzcwngz ndeu, yawj binghcingz mbaeu naek ndaej laebdaeb yw bingh, moix ngoenz roxnaeuz gek ngoenz yw bingh mbat ndeu.

2. Gietsat. Cuj neix 50 laeh ndokhozin yw ndei 35 laeh, ciemq 70%, miz yaugoj 13 laeh, ciemq 26%, mbouj miz yaugoj 2 laeh, ciemq 4%. Cungj mizyauliz dwg 96%.

3. Gawjlaeh gijbingh. Bouxbingh, sai, 44 bi, ganbu, 1980 nienz 2 nyied 13 hauh baezdaeuz daeuj yawjbingh. Cujyau naeuz mboenqhoz indot, cab miz gyaeujngunh daihgaiq bi ndeu, lai baez gwn yw yw bingh, yaugoj mbouj yienhda cix daeuj yawjbingh. Bouxbingh mboenqhoz yinhdoengh mbouj swnh, song mbaq、cikgen、genbongz cungj roxdaengz miz in、maz、raengx, gyaeujngunh seiz dungxfan. Yaz gyaeuj sawqniemh （＋）, mbouj miz nohreuq yienhda. X sienq mbaw siengq raen ndokhoz sengleix vandoh siusaet, ndokhoz 5、7 hoh demmaj yienhda, ndokhoz 5、6

hoh gehhoengq bienq gaeb, megdiuq caemmenh. Ginggvaq 6 aen liuzcwngz yw bingh le, binghyiengh gihbwnj siusaet. Gvaq bi ndeu bae ranz cam, mbouj raen dauq fatbingh.

〔Cangh Yauveih, daengj. Mbokgok Ywfap Yw Ndokhozin 50 Laeh Cobouh Cazyawj. Denhcinh Cunghyihyoz, 1983 (5): 22 - 23. 〕

CIENG DAIHCAET　BANGXMBAQIN

It.　Mbokgok ywfap yw bangxmbaqin 25 laeh

1. Cawj mbok raemxyw. Fangzfungh、mazvangz、conhyungh、nywjdaeuqndok、swnghdi、go'ngaih、danqnyinzhaeux、niuzciz、moeggva、danghgveih、conhciuh、geiqseng gak 12 gwz. Yungh boi duk ndei gijyw baihgwnz dwk roengz ndaw raemxgoenj bae cawj 15 faen cung, caiq dwk mbok roengz raemxyw bae, cawj faen cung ndeu couh ndaej yungh lo.

2. Yw bingh fuengfap. Fwngzswix gaem cimmeizva roxnaeuz cimsamlimq, sawj bakcim depgaenh naengnoh; fwngzgvaz gaem fagcuiz ndaek gyaeuj gaenzcim, sawj bakcim camz haeuj naengnoh bae. Gikcoi lainoix faen song cungj, gikcoi naek guh le doq oklwed; gikcoi mbaeu mbouj doq oklwed, daengj guh mbokgok le cij raen oklwed, Cungj gaxgonq yungh youq boux ndangdaej cangq、binghcingz naek caeuq giz nohna haenx; cungj baihlaeng yungh youq boux ndangdaej nyieg、binghcingz mbaeu caeuq giz noh mbang haenx. Moix mbat yw bingh ndaekcamz cib geij mbat mbouj doengz, moix mbat oklwed geij hauzswng daengz geijcib hauzswng.

3. Mbokgok. Dawz mbok cawj ndei haenx hwnjdaeuj, raix raemxyw ndaw mbok cengh bae, uet cengh bak mbok le doq goeb youq giz cim camz, sawj mbok sup youq gwnz naengnoh, louz mbok 15～20 faen cung couh dawz okdaeuj. Dawz mbok okdaeuj seiz yungh veiswnghceij siudoeg haenx uet raemxlwed bae.

4. Giz yw bingh caeuq liuzcwngz. Cikgen giz baihnaj baugvat bangxmbaq baihnaj、cikgen mbiengj ndaw、angjfwngz, cujyau aeu fwngz sanhyinhgingh hezvei. Cikgen baihlaeng baugvat bangxmbaq baihlaeng、cikgen mbiengj rog、laengfwngz, cujyau aeu fwngz sanhyangzgingh hezvei. Yw bingh seiz ciengzseiz song giz doxvuenh guh, roxnaeuz youq yiengq baihlaeng iet、baihndaw baenq hojnanz seiz, ndaej genj aeu cikgen giz baihnaj; youq yiengq rog iet、rog baenq、yaengx gwnz hojnanz seiz, genj aeu cikgen giz baihlaeng. Moix singhgiz yw bingh 2 mbat, 10 mbat guh aen liuzcwngz ndeu, liuzcwngz caeuq liuzcwngz ndawde yietnaiq aen singhgiz ndeu.

〔Denz Cunhlingj, daengj. Mbokgok Ywfap Yw Bangxmbaqin 25 Laeh. Sanghaij Cimgiuj Cazci, 1996 15（3）：226－227.〕

Ngeih. Mbokgok ywfap yw bangxmbaqin 85 laeh cazyawj

1. Fuengfap. Cuj yw bingh：Ywdoj danghgveih、conhyungh、gyanghhoz、geiqseng gak 12 gwz, vahoengz、duzhoz、niuzciz gak 15 gwz, sisinh 3 gwz, dawz ywdoj baihgwnz neix coux haeuj ndaw daeh boi bae fung bak red. Dwk roengz ndaw 3900 hauzswng raemx bae cawj, daengj raemx goenj le cuengq mbok roengzbae, caiq cawj 3～5 faen cung, yienzhaeuh dawz mbok hwnjdaeuj vaiq dwk fangoeb youq gwnz sujbaq, uet hawq raemx ndaw mbok, swnh ndat dawz mbok doq goeb youq bangxmbaq giz in hezvei genhyiz、genhliuz、dacungh、genhcingj、biznau、genhvaiyiz、genhcinh、dacuih、gizyenz、ahsihez daengj hezvei, baengh rengzndat baizcawz hoengheiq ndaw mbok baenz rengzap, sawj de sup youq gwnz naengnoh hezvei. Moix mbat goeb mbok 5 ～7 aen, louz mbok 5～10 faen cung. Dajguh seiz wnggai haeujsim fuengzre log sieng naengnoh. Langh goeb mbok le miz naengnoh deng log sieng, bop iq ndaej gag supsou. Bop hung yaek yungh cimdungz sou raemx okdaeuj, rog duzcat swjyozsuij daengj fuengzre lah. Moix ngoenz roxnaeuz gek ngoenz yw bingh mbat ndeu, 7 mbat guh aen liuzcwngz ndeu. Cuj doiqciuq：Yungh conzdungj cimcamz ywfap, giethab bencwng faenbied aeu genhyiz、genhliuz、giguz、nauyiz、gizciz、diuzgouj、yangzlingzcenz daengj hezvei, yungh cimhauz camz, yungh fwngz naenxbaenq baek yaeuj haemq yungh rengz di, gikcoi maqhuz daih dwk, sawj giz bangxmbaq in haenx miz nanqunq youqgaenj, louz cim 20～30 faen cung, doengzseiz boiqhab hungzvaisen ywleix, moix ngoenz yw mbat ndeu, 5 mbat guh aen liuzcwngz ndeu. Song cuj cungj dwg yw bingh aen liuzcwngz ndeu.

2. Gietsat. Cuj yw bingh yw ndei 60 laeh, ciemq 70.6%；yienh'ok yaugoj 17 laeh, ciemq 20.0%；cienjndei 6 laeh, ciemq 7.1%；mbouj miz yaugoj 2 laeh, ciemq 2.3%；cungj mizyauliz 97.7%. Cuj doiqciuq yw ndei 36 laeh, ciemq 46.2%；yienh'ok yaugoj 12 laeh, ciemq 15.4%；cienjndei 8 laeh, ciemq 10.2%；mbouj miz yaugoj 22 laeh, ciemq 28.2%；cungj mizyauliz dwg 71.8%. Ginggvaq dungjgiyoz cawqleix, song cuj cungj mizyauliz miz cengca gig yienhda（$P < 0.01$）.

3. Denjhingz binghlaeh. Cangh moux, mbwk, 55 bi, youq 1998 nienz 8 nyied 7 hauh daeuj yawjbingh. Bouxbingh bangxmbaqin 8 ngoenz lai, bingh seiz mbaeu seiz naek, couh gaxgonq aenvih ninz seiz dwgliengz nyexbaenz mbaqin, gyanghwnz engqgya indot. Gen'gvaz mbouj ndaej yaengx hwnjdaeuj, mbouj ndaej daenj buh、roi gyaeuj.

Gaenq bae lingh aen yihyen guh cimgiuj daengj yw bingh, cungj mbouj raen cienjndei geijlai. Yungh fuengfap baihgwnz yw bingh 3 mbat le, indot gemj mbaeu yienhda lo, hohndok gunghnwngz hoizfuk lo, laebdaeb yw bingh aen liuzcwngz ndeu le, linzcangz raen bingh ndei lo, gaen yawj 2 ngoenz mbouj raen dauq fatin.

［Youz Canghvaz. Mbokgok Ywfap Yw Mbaqin 85 Laeh Cazyawj. Saedyungh Cunghyihyoz Cazci, 2002, 18 (1): 39.］

Sam. Cimcamz gya ywmbok yw mbaqin 28 laeh

1. Cuj ywmbok. (1) Raemxyw: Aeu gyanghhoz、fangzfungh、bwzcij、vayenz、bwzcoz、bwzsau、vuzcuhyiz、yuzgvei、gyanghvangz、danghgveih、vaciu、conhvuh、sisinh、veihlingzsenh daengj ywdoj caeux haeuj daeh boisa bae, caeuq mbok doengzseiz dwk roengz ndaw gu bae, gya habliengh raemxsaw (rim gvaq daehyw couh ndaej lo), langh aenmbok fouz hwnjdaeuj ndaej yungh doxgaiq naenx dwk, dwk feiz menh cawj goenj 20 faen cung bwhyungh. (2) Aeu hezvei: Cujyau hezvei aeu ahsihez、diuzgouj, boiqhab hezvei aeu genhyiz、genhneilingz、genhliuz、genhcinh、gizciz、vaigvanh. Moix mbat bietdingh aeu cujyau hezvei, boiqhab hezvei ndaej yawj giz indot cingzgvang aeu 3~4 aen hezvei. (3) Yw bingh. Hezvei cangzgveih siudoeg, yungh 0. 40 hauzmij × 40 hauzmij hauzcim, diuzgoujhez iugouz laeg daengz cwngzsanhhez, ndaej heiq le yungh fwngz naenxbaenq yaeujbaek gikcoi haenq guh camz cim, louz cim 20 faen cung, dawz cim okdaeuj gaxgonq baenq cim mbat ndeu, yienzhaeuh dawz ywmbok ndaw gu hwnjdaeuj, vad raemxyw cengh, youq gwnz hezvei cimgiuj haenx mbokgok 20 faen cung, moix ngoenz yw mbat ndeu, 10 mbat guh aen liuzcwngz ndeu, liuzcwngz caeuq liuzcwngz ndawde yietnaiq 5 ngoenz, laebdaeb yw bingh 2 aen liuzcwngz.

2. Cuj doiqciuq. Cuj doiqciuq dandog yungh cimcamz yw bingh, moix mbat yw bingh aeu hezvei、camzfap caeuq liuzcwngz doengz cuj yw bingh.

3. Gietsat. Cuj yw bingh cungj mizyauliz dwg 89. 3%, cuj doiqciuq cungj mizyauliz dwg 85%.

［Cinz Sizcin. Cimcamz Gya Ywmbok Yw Mbaqin 28 Laeh. Sanghaij Cimgiuj Cazci, 2000 (3): 24.］

Seiq. Ywmbok boiq cimraeuj yw mbaqin 58 laeh

1. Fuengfap.

(1) Mbaqin faenloih. Ndaej yawj mbaqin bouhvih、diemj in faenbouh caeuq gingmeg riuzbyaij gvanhaeh faenbaenz haj cungj: ①Bingh fwngz daiyinhgingh. Giz

bangxmbaq naubei mbiengj ndaw nanq, in yinx gietbuenz, ndaej cij in daengz mehfwngz, hohndok mbaq vueddoengh gitgaz, guh baenqcienj fanjlaeng daengj doenghdanh seiz miz naenx in yienhda. Diemj in cujyau dwg lai youq naj mbaq hezvei (ginggvaq vaigizhez). ② Bingh fwngz yangzmingzgingh. Dongqmbaq caeuq naubei baihnaj indot, in yinx daengz hohgen, cujyau dwg hohndokmbaq vueddoengh daix sang caeuq iet rog gitgaz, indot ndaej cij daengz lwgfwngzyinx. Diemj in lai youq giz genhyizhez. ③Bingh fwngz sauyangzgingh. Genhyiz hohgen mbiengj rog indot caeuq giz ndokleq infoeg, mbaq in seiz mbaqdoek mbouj ndaej yaengx, laengmbaq in daengz hohgen, van iet mbouj ndaej, genhnau hohgen mbiengj rog raen miz naenx in, cij in daengz lwgfwngzcaemj. Diemj in lai youq giz genhliuzhez. ④ Bingh fwngz daiyangzgingh. Genhnau vaihoulenz caeuq giz ndokleq rag in, in yinx daengz mboenqhoz, cij daengz hohgen mbiengj rog caeuq lwgfwngzcod, cujyau dwg hohndokmbaq sukndaw、daix sang vueddoengh gitgaz. Diemj in lai youq giz nauyizhez. ⑤Bingh vwnhozgingh. Giz indot giem miz song cungj doxhwnj.

（2）Cimraeuj fuengfap. ① Aeu hezvei：Cungj bingh fwngz daiyangzgingh, aeu bonj gingh yizcihez、mbaqnajhez（ gingh vaigizhez ）; cungj bingh fwngz yangzmingzgingh, aeu bonj gingh hozguz、genhyizhez; cungj bingh fwngz sauyangzgingh, aeu bonj gingh cunghcuj、genhliuzhez; cungj bingh fwngz daiyangzgingh, aeu bonj gingh houhih、nauyizhez; cungj bingh vwnhozgingh yawj giz indot, giem aeu baihgwnz lwnhgangj yizhez mizgven gwnz gingh. ②Dajguh. Yungh hauzcim 28 hauh 1.5 conq、26 hauh 2.5 conq, ciuq cangzgveih siudoeg, yungh naenxbaenq sefap camzcim, louz cim ndawde, youq gwnz gaenzcim cap cukngaih raez daihgaiq 2.5 lizmij, daj gyaeuj ngaih depgaenh gwnz hezvei diemj feiz, cig daengz cukngaih coemh liux bae, daengj gaenzcim caep le dawz cim okdaeuj, dawz cim okdaeuj seiz yungh rengz ngauz congh cim. Yienzhaeuh guh mbokgok yw bingh. Moix ngoenz yw mbat ndeu, 7 mbat guh aen liuzcwngz ndeu, 2 aen liuzcwngz ndawde doxgek song ngoenz.

（3）Ywmbok yw bingh. Danghgveihveij、canghsuz、gyanghhoz、cinghmuzyangh gak 30 gwz, veihlingzsenh、niuzciz gak 35 gwz, vahoengz、yuijyangh、mozyoz、suzdon、yanghfu、sisinh、gveicih gak 20 gwz, bwzcij 60 gwz, dawz yw dwk roengz daeh bae, cuengq roengz gu bae gya raemx 5000 hauzswng, cawj goenj 20 faen cung, caiq dawz lai aen mbok mbouj doengz hung iq siudoeg gvaq haenx dwk roengz raemxyw bae, aenmbok raez daihgaiq 10 lizmij, bak mbok yaek muz ngaeuz muz bingz, raemxyw yaek mued gvaq aenmbok, dang gwnz raemxyw miz caengz fugfauz hwnjdaeuj seiz couh ndaej yungh lo. Dajguh: Lauz ywmbok hwnjdaeuj, vad cengh raemxyw, swnh ndat goeb youq bangxmbaq ahsihez caeuq gwnz hezvei camzcim haenx. Louz mbok 10 faen cung. Moix ngoenz yw mbat ndeu, 7 mbat guh aen liuzcwngz ndeu, yietnaiq 2 ngoenz, caiq guh aen liuzcwngz baihlaj.

2. Yw bingh yaugoj byauhcinj. Yw ndei: Hohndok mbaq indot siusaet, hohndok mbaq vueddoengh fanveiz ndaej gya'gvangq, daixsang $>135°$, iet rog $>70°$, suk ndaw lwgfwngz ndaej mo daengz doiqmbiengj dongqmbaq, fanj laeng lwgfwngz ndaej mo daengz daih cib it ndokaek, ngoenznaengz gwndaenj caeuq rengz guhhong ndaej hoizfuk; cienjndei: Bangxmbaq indot gemj mbaeu, hohndok mbaq vueddoengh mbouj daiq gitgaz lo; mbouj miz yaugoj: Yw bingh gonqlaeng binghyiengh mbouj miz bienqvaq.

3. Gietsat. Ginggvaq $1\sim3$ aen liuzcwngz yw bingh le, yw ndei 44 laeh, ciemq 75.86%; cienjndei 13 laeh, ciemq 22.42%; mbouj miz yaugoj 1 laeh, ciemq 1.72%; cungj mizyauliz 98.28%. Yw bingh ceiq dinj dwg 3 mbat, itbuen dwg $8\sim12$ mbat.

〔Vangz Genz. Ywmbok Boiqhab Cimraeuj Yw Mbaqin 58 Laeh. Cungguek Minzcuz Yihyoz Cazci, 1996, 2 (cwnghganh): 53. 〕

CIENG DAIHBET   NDOKDEMMAJ

Ywmbok yw ndokdemmaj 102 laeh

1. Bwh guh raemxyw. Songmienhcim 120 gwz, gaeuseiqfueng 100 gwz, gaeuietnyinz 100 gwz, nywjdaeuqndok 100 gwz, somoeg 50 gwz, conhvuh ndip 30 gwz, conhciuh 30 gwz, vahoengz 30 gwz, mbawngaih 50 gwz. Gijyw baihgwnz gya raemx 3500 hauzswng, cimq 12 diemj cung, cawj goenj le dwk mbok (bak gvangq 3~5 lizmij, raez 8~10 lizmij) roengz raemxyw bae itheij cawj 10 faen cung baedauq, moix fuk yw ndaej lienz yungh 3 ngoenz.

2. Dajguh fuengfap. Bouxbingh ninzhoemj dwk, yungh dawh roxnaeuz fagnep fan nep aenmbok hwnjdaeuj, vad cengh raemxgoenj ndaw mbok, caiqlix aeu sujbaq uet hawq bak mbok, fuengz log sieng naengnoh, swnh ndat goeb youq giz binghbienq roxnaeuz giz in. Mbokgok gaxgonq sien aeu di raemxyw daengj caep le duzcat giz mbokgok, ndaej sawj yw bingh yaugoj haemq ndei, caiqlix ndaej yinh naenghnoh. Mbokgok seiz, bouxbingh roxnyinh mbangj giz miz cikndat、ciengq、maz、in. Dawz mbok okdaeuj seiz, fwngz ndeu naenx naengnoh henz mbok, sawj heiq haeujbae, aenmbok couh doq luetdoek, mbouj ndaej haenq rag roxnaeuz baenqdoengh, lau naengnoh sonjsieng. Moix ngoenz yw mbat ndeu, moix mbat 15~20 faen cung, 10 ngoenz guh aen liuzcwngz ndeu. Itbuen yw bingh 1~3 aen liuzcwngz.

3. Yw bingh gietsat. Linzcangz yw ndei 49 laeh, ndawde ndokhoz demmaj 17 laeh, ndokhwet demmaj 32 laeh; yienh'ok yaugoj 33 laeh, ndawde ndokhoz demmaj 13 laeh, ndokhwet demmaj 20 laeh; miz yaugoj 15 laeh, ndawde ndokhoz demmaj 6 laeh, ndokhwet demmaj 9 laeh; mbouj miz yaugoj 5 laeh, ndawde ndokhoz demmaj 2 laeh, ndokhwet demmaj 3 laeh. Cungj mizyauliz dwg 95. 1%.

[Dwng Gvangjyez, daengj. Ywmbok Yw Ndokdemmaj 102 Laeh. Gyanghsuh Cunghyih, 2001, 22 (11): 44.]

CIENG DAIHGOUJ　DOEKSWIZ

Cimcamz mbokgok yw doekswiz 25 laeh

1. Fuengfap. （1） Cimcamz: Sien cimcamz doekswiz hezvei （ laengfwngz daihngeih、daihsam ndokfwngz cungqgyang，giz baihlaeng hohndok bajfwngz daihgaiq 5 faen），ndaej heiq le daengq bouxbingh doenghdoengh mboenqhoz，daengj vueddoengh fanveiz gya'gvangq le couh ndaej dawz cim okdaeuj. Caiq cimcamz dacuih、song mbiengj funghciz、ahsihez. Yungh fwngz naenxbaenq fagcim，ndaej heiq le louz cim 15 faen cung，moix gek 5 faen cung camzcim mbat ndeu，naenxbaenq fagcim，moix aen hezvei laebdaeb 15 miux，gikcoi lainoix dwg bouxbingh ndaej souh couh ndaej lo. （2） Guh mbok: Yungh faexcuk baihnamz guh mbok，bak gvangq 1.5～5 lizmij，raez 6～10 lizmij，na 0.2～0.3 lizmij，bak mbok gvangq faenbied dwg 2～3 lizmij caeuq 4～5 lizmij mbouj doengz，guh baenz aenmbok gyaeuj ndeu louz duq guh daej，gyaeuj ndeu mbouj miz duq guh bak. （3） Raemxyw: Nywjietnyinz 10 gwz，duzhoz 10 gwz，gyanghhoz 10 gwz，gveicih 10 gwz，fangzfungh 10 gwz，yuijyangh 10 gwz，mozyoz 10 gwz. （4） Dajguh fuengfap: Dwk yw baihgwnz haeuj ndaw daeh boisa bae，cuengq roengz ndaw gu bae cimq buenq diemj cung，cawj goenj daihgaiq 1 diemj cung，dawz daeh yw hwnjdaeuj. Dwk mbok roengz raemxyw bae caiq cawj 3～5 faen cung. Nep aenmbok hwnjdaeuj vaiq dwk vad cengh raemxyw，swnh ndat swnh song mbiengj duzmeg ciuq gonqlaeng maed baiz gok rim daengx mboenqhoz baihlaeng，louz mbok 10 faen cung.

2. Gietsat. 25 laeh ndawde，yw bingh mbat ndeu couh ndei miz 15 laeh （60.0%），yw 2 mbat couh ndei miz 8 laeh （32.0%），yw 3 mbat ndaej ndei miz 1 laeh （4.0%），yw 4 mbat ndaej ndei miz 1 laeh （4.0%）. Cungj yw'ndeiliz daengz 100%.

〔Lij Yaujgenh. Cimcamz Mbokgok Yw Doekswiz 25 Laeh. Saedyungh Cunghyih Neigoh Cazci，2006，20 （3）: 327 - 329.〕

CIENG DAIHCIB   NOH'IN

Aeu hezvei mbokgok yw noh'in 200 laeh

1. Gijyw cawj mbok. Fangzfungh 25 gwz, ginghgai 25 gwz、mbawngaih 30 gwz, mozyoz 20 gwz, yuijyangh 20 gwz, danghgveih 20 gwz, bwzcij 10 gwz, nywjdaeuqndok 30 gwz, makrungxgae 25 gwz, vahoengz 25 gwz, cinzciuh 20 gwz. Coux gijyw haeuj daeh boi bae, caiq dwk daeh yw roengz ndaw lijgu coux miz 2500 hauzswng raemx haenx bae, cimq 3～5 diemj cung le, caiq gya raemx 2500 hauzswng cawj goenj 20 faen cung. Dwk mbok mbouj miz riz dek haenx roengz raemxyw bae caiq cawj goenj 3～5 faen cung. Yawj gijraemx sied lainoix caiq gya raemxsaw, moix fuk yw ndaej lienz yungh 3 ngoenz, dawz nyaqyw deuz demgya ywdoj couh ndaej laebdaeb yungh.

2. Dajguh fuengfap. Giz hwet in aeu hezvei yauhyangzgvanh、veijcungh、ahsihez, giz mbaq in aeu hezvei yinzmwnz、dacuih、genhcunghyiz、denhcungh、veijcungh、ahsihez. Sien yungh fagnep daj ndaw lijgu fan nep aenmbok hwnjdaeuj, vad cengh raemxyw. Yungh baenqcienj noddoengh mbok fuengfap, gok youq giz hezvei genj ndei haenx, yawj bouxbingh nienzlingz、bouhvih, ndangdaej caeuq naengnoh cingzgvang, dingh mbokgok seizgan, itbuen 10～15 faen cung. Dawz mbok okdaeuj seiz, fwngzswix nep gijnoh giz mbokgok, fwngzgvaz menhmenh dawz mbok roengzdaeuj, caiqlix yungh fwngz yub raemxyw ndaw lijgu, menhmenh naenxnod giz mbokgok. Giz najaek caeuq bouxlaux ndangnyieg, mbokgok seizgan mbouj hab daiq nanz, lau naengnoh hwnj bopraemx. Mbokgok le ndaej raen mbangj giz cujciz hamzlwed, raen saekaeuj roxnaeuz saekndaem'aeuj, caiqlix roxnyinh liengz. Bouxbingh gag rox giz mbokgok naengnoh cik in gemj mbaeu. Moix ngoenz roxnaeuz gek ngoenz yw mbat ndeu, 12 mbat guh aen liuzcwngz ndeu. Bouxbingh geiz gaenjgip itbuen yw bingh aen liuzcwngz ndeu, bouxbingh geiz menhnumq couh yaek aeu 3～5 aen liuzcwngz cij ndaej miz yaugoj. Mbokgok doengzseiz langh ndaej boiqhab gvangcenzsuij swiq ndang yw bingh，yw bingh yaugoj engqgya ndei.

3. Yw bingh gietsat. Yw ndei：Mbangj giz nanq in siusaet, hohndok vueddoengh

148

swhyienz, mbouj miz fanfuk fatbingh. Yienh'ok yaugoj: Mbangj giz nanq in gemj mbaeu yienhda, vueddoengh gihbwnj hoizfuk. Cienjndei: Nanq in gemj mbaeu, vueddoengh gihbwnj hoizfuk, hoeng mizseiz fanfuk. Mbouj miz yaugoj: Indot mbouj miz gemj mbaeu yienhda, roxnaeuz binghcingz gya naek. Yw bingh gietsat: Yw ndei 152 laeh, yienh'ok yaugoj 45 laeh, cienjndei 3 laeh, mizyauliz 100%.

[Vangz Yihungz, daengj. Aeu Hezvei Mbokgok Yw Noh'in 200 Laeh. Cunghyih Cazci, 1993 (1): 49.]

CIENG CIB'IT   NOHCAEKHAEXIN

Ywmbok ywfap yw nohcaekhaexin

1. Cawj mbok danyw. Vahoengz 15 gwz, gyanghhoz 15 gwz, duzhoz 18 gwz, cinzgyangh 12 gwz, moeggva 30 gwz, conhvuh 6 gwz, mazvangz 9 gwz, gveicih 9 gwz, nywjgam 15 gwz. Yungh daehboi gag guh coux yw ndei cug gaenj, dwk roengz ndaw gu bae cawj daihgaiq 45 faen cung.

2. Dwk aenmbok guh ndei haenx roengz raemxyw bae cawj 20 faen cung caiq dawz hwnjdaeuj. Yungh sujbaq daeb ndei haenx goemq bak mbok, swnh ndat goeb daengz giz genjdingh bae, 20 faen cung le dawz mbok roengzdaeuj, fuk ywdoj ndeu yungh 2 ngoenz, moix ngoenz yw mbat ndeu, lienz yungh 6 ngoenz guh 1 aen liuzcwngz. Yietnaiq 3 ngoenz, caiq yw daihngeih liuzcwngz.

3. gietsat. 100 laeh bouxbingh ndawde, 80 laeh aen liuzcwngz ndeu yw ndei, 18 laeh 2 aen liuzcwngz yw ndei, 2 laeh yw 2 aen liuzcwngz le binghyiengh hoizndei, gag naeuz mbouj yungh cungj ywfap neix. Cungj mizyauliz 98%.

4. Denjhingz binghlaeh. Sai, 32 bi, caekhaex baihgvaz caeuq cikga in mbouj cwxcaih 8 ngoenz daeuj yawjbingh, miz laemx sieng lizsij, indot daj giz rienghwet riengz caekhaex mbiengj gvaz baihlaj caeuq baihlaeng cikga yiengq mbiengj rog cij in, cikin、ae、vanhwet gya naek. Cazyawj ndangdaej: Gujcicwng caeuq *Losegue* cwng yangzsing, nohcaekhaex henzlaj naenx in (＋), X sienq rienghwet ingjben cingqciengz, lwed cangzgveih、lwedcaem、gangq "O" daengj cungj cingqciengz, guh mbokgok ywfap, aen liuzcwngz ndeu yw ndei.

〔Gin Muzlanz, daengj. Ywmbok Ywfap Yw Nohcaekhaexin. Saedyungh Yihgi Cazci, 1995, 2 (1): 33 – 34.〕

CIENG CIBNGEIH　NAJGYAD GAENJGIP

Mbokgok ywfap yw najgyad gaenjgip 50 laeh yw bingh yaugoj cazyawj

1. Fuengfap. (1) Guh mbok: Genjyungh aenmbok bak gvangq 1～4 lizmij, raez 4～5 lizmij, henz mbok na 1～2 hauzmij, muz bak mbok ngaeuz youh cingjcaez, gvet naeng heu baihrog caeuq mueg ndaw mbok. (2) Raemxyw: Fangzfungh、go'ngaih、mazvangz、conhyungh、nywjdaeuqndok、swnghdi、nyinzhaeuxdanq、niuzciz、moeggva、danghgveih、conhciuh、geiqseng gak 12 gwz, guh fuk yw ndeu, aeu daehboi duk cug ndei, dwk roengz ndaw lijbuenz na bae, lijbuenz bak gvangq 50 lizmij、sang 28 lizmij, gya raemx laeg 20 lizmij, cawj goenj 20 faen cung, caiq dwk mbok roengz raemxyw bae cawj goenj 15 faen cung, yienzhaeuh yungh feiz iq, sawj raemxyw veizciz youq 70°. Fuk yw ndeu yw bingh 15 laeh. (3) Cimcamz gya mbokgok: Bouxbingh ninzai dwk, sien cimcamz hozguz、houhih、vaigvanhhez, caiq yungh 1～1.5 conq hauzcim bingz saek aen'gyaeuj linzliz、swhcuzgungh、dungzswjliuz、hozliuz、genzliuz、dicangh、yifungh、gyazceh daengj hezvei, cungj dwg yungh bingzbuj bingzse fuengfap, ndaej heiq le louz cim, boux ndaeng naengbak bingz haenx gya yingzyangh, boux luengq gyang ndaeng mbit gya suijgouh, luengq yenzcunz bingz gya cwngzciengh, boux lwgda mbouj ndaej haep gya yangzbwz, cancuz. Yienzhaeuh yungh cimsamlimq diemjcamz yangzmingz、sauyangz ginghloz youq bajnaj hezvei: Yangzbwz、daiyangz、sanggvanh、ya'gvanh、dayingz、giliuz、swbwz caeuq yindangz、genhcing、cuizliuz daengj hezvei. Dawz aenmbok hwnjdaeuj, vad raemxyw ndaw mbok, uet cengh bak mbok, vaiq dwk yiengq ndaw mbok boq gaemz heiq ndeu, sawj de miz rengzap, swnhseiq goeb youq congh cim gaenq camz haenx caeuq gwnz naengnoh seiqhop, itbuen goeb mbok 10～30 aen, louz mbok 20 faen cung, couh dawz cim caeuq mbok roengzdaeuj, yungh veiswnghceij miedgin haenx uet sup raemxlwed caeuq raemxnem, moix ngoenz yw mbat ndeu, 10 mbat guh aen liuzcwngz ndeu.

2. Gietsat. Yw ndei（bajnaj nohbiujcingz hoizndei cingqciengz, song mbiengj veg najbyak doxdaengh, gaenq ndaej laep da, song mbiengj luengq ndaeng naengbak

151

doxdaengh, gok bak mbouj doekmbit, gak cungj fanjse hoizndei cingqciengz) 48 laeh, miz yaugoj (bajnaj nohbiujcingz dingzlai hoizndei cingqciengz) 2 laeh, cungj mizyauliz 100%. Yw bingh mbat soq ceiq noix 3 mbat, ceiq lai 10 mbat.

〔Cuh Vaizyen, daengj. Mbokgok Ywfap Yw Najgyad Gaenjgip 50 Laeh Yw Bingh Yaugoj Cazyawj. Cunghyih Linzcangz Ganghfuz, 2002, 6 (13): 1991.〕

CIENG CIBSAM   NAJIN

Mbokgok ywfap boiqhab gwn sihyoz yw najin 46 laeh

1. Fuengfap. (1) Mbokgok ywfap: Cujyau gijyw dwg cienzgez 12 gwz, denhmaz 12 gwz, conhyungh 18 gwz, dilungz 18 gwz, bwzsuz 15 gwz, gveihdauz 9 gwz, vahoengz 30 gwz, danghgveih 18 gwz, cizsau 12 gwz, gyanghcanz 12 gwz, vangzgiz 24 gwz, fangzfungh 9 gwz. Gya raemx habliengh caeuq cawj, caiq dwk mbok guh ndei haenx roengz raemxyw bae, cawj goenj 15~20 faen cung, lauz mbok hwnjdaeuj, vaiq dwk gok youq bajnaj mazmwnh lai giz hezvei haenx. 3 ngoenz guh yw mbat ndeu, cig daengz bingh ndei. (2) Gwn sihyoz boznizsunghben 10 mg, Tid, Po. Ywnaed veizswnghsu B_1 10 gwz, Tid, Po. Ywnaed veizswnghsu B_{12} 25 μg, Tid, Po. Ywnaed dibahcoben 10gwz, Tid, Po.

2. Gietsat. Yungh baihgwnz yw bingh fuengfap, ywndeiliz dwg 100%, ceiq nanz liuzcwngz dwg yw 12 mbat, ceiq dinj liuzcwngz dwg 3 ngoenz, mbouj miz houyizcwng.

〔Vuz Dwzgveiz, daengj. Mbokgok Ywfap Boiqhab Gwn Sihyoz Yw Najin 46 Laeh. Cungguek Lajmbanj Yihyoz Cazci, 2006, 4 (2): 19.〕

CIENG CIBSEIQ　BINGHNYOUHRIN

Raemxyw gimmeuz boiqhab ywcuengh ywmbok yw binghnyouhrin 50 laeh yw bingh yaugoj cazyawj

1. Fuengfap.（1）Cuj ywmbok：① Gwn raemxyw gimmeuz. Danyw dwg：Nywjgimcienz、nywjmumhmeuz、nywjikmeh gak 30 gwz, swnghdi 15 gwz、gvangjmuzyangh 5 gwz, ndawdawgaeq 10 gwz, niuzciz 12 gwz, mbahujboz（cung gwn）、nywjgam gak 3 gwz. Boux oknyouh in gya mumhhaeuxmaex, nywjcinhcuh gak 30 gwz; boux nyouhlwed gya raghazhau 30 gwz, duhseih cit 10 gwz、siujcauh 12 gwz; gimaj iq 12 gwz; boux cumxndat gya ngveihyimij 30 gwz, mangzsiuh 10 gwz; boux heiqhaw yienhda gya vangzgiz、vangzvahcinh gak 20 gwz, vujcij mauzdauz 15 gwz; boux mak yiengzhaw gya nyinzhaeux、duswhswj gak 12 gwz. Moix ngoenz fuk yw ndeu, 2 mbat cawj raemx gwn, haet haemh gak gwn mbat ndeu. ② Ywcuengh ywmbok yw bingh fuengfap：Aeu gimcuk maj 1~2 bi doxhwnj, guh mbok bak gvangq 1.5~4 lizmij, raez 10 lizmij, gyaeuj ndeu louz duq guh daej, lingh gyaeuj guh bak mbok, yungh saceij muz bingz. Yungh aen gu hung ndeu, gya ywcuengh gaeunyinzhaeux、naengcijcwz、gaeuhaexgaeq、hajcaujfung、betgakfung、nywjcougaen、samcienzsam gak 30 gwz, gya raemx 5000 hauzswng cawj baenz raemxyw, cimq cawj aenmbok. Dajguh fuengfap：Dwk mbok roengz raemxyw bae, cawj goenj 5 faen cung, lauz mbok hwnjdaeuj, vad cengh raemxyw, doq vaiq dwk goeb youq giz hwetin、song makyiz、song suijdau, 5~10 faen cung le dawz roengzdaeuj, caiq yungh sujbaq yw siudoeg haenx oep youq giz mbokgok 2~3 mbat. 3 ngoenz yw mbat ndeu, 5 mbat guh aen liuzcwngz ndeu.（2）Cuj doiqciuq：Gwn gietrindungh ［Gvangjsih Vuzcouh Ciyoz Cizdonz Gujfwn Youjhan Gunghswh guh yw, ZZ—4570— Gvei Vei Yoz cinj sw（1982）daih 005082 hauh, cwngzfwn dwg Gvangjsih nywjgimcienz、Haijnanz nywjgimsa、sizveiz、nywjdaezmax、nywjndokgaeq、faeglingz、mumhhaeuxmaex、raghazhau］, moix mbat 5 naed, moix ngoenz 3 mbat. Song cuj cungj dwg 15 ngoenz guh aen liuzcwngz ndeu, 2 aen liuzcwngz le gyoebsuenq yw bingh gietsat.

2. Gietsat. (1) Cuj yw bingh cungj mizyauliz dwg 92%, cuj doiqciuq cungj mizyauliz dwg 69.4%, song cuj yw bingh yaugoj cengca miz dungjgiyoz eiqsei (2) Dingzin yaugoj cazyawj: Cuj yw bingh caeuq cuj yw bingh 1~2 ngoenz ndawde indot hoizndei faenbied dwg 30 laeh caeuq 6 laeh, 3 ngoenz indot hoizndei faenbied dwg 6 laeh caeuq 10 laeh, 5~6 ngoenz indot hoizndei faenbied dwg 6 laeh caeuq 7 laeh, 6 ngoenz le indot hoizndei faenbied dwg 14 laeh caeuq 10 laeh, 6 ngoenz ndawde dingzin mizyauliz faenbied dwg 86% caeuq 30%. Ginggvaq dungjgiyoz cawqleix, song cuj 6 ngoenz ndawde dingzin mizyauliz cuj yw bingh beij cuj doiqciuq ndei ($P<0.01$).

[Cinz Hungz. Raemxyw Gimmeuz Boiqhab Ywcuengh Ywmbok Yw Binghnyouhrin 50 Laeh Yw Bingh Yaugoj Cazyawj. Seiqcien Cunghyih, 2004, 22 (3): 48 - 49.]

CIENG CIBHAJ　　HAEXMUG YOUQGAENJ

Ywdoj baujlouz guenqsaej giethab ywmbok ywfap yw haexmug youqgaenj 25 laeh yw bingh yaugoj cazyawj

1. Yungh raemxyw gozgwnh ginz lenz baujlouz guenqsaej giethab ywmbok ywfap yw bingh. Guenqsaej danyw: Gozgwnh 15 gwz, vangzginz、vangzlenz gak 18 gwz, giujnywjgam 6 gwz. Yunghfap: Gijyw baihgwnz gya raemxsaw 600 hauzswng, cawj goenj le yungh feiz menh aeuq sawj raemxyw cawj daengz 100 hauzswng, daengj raemxyw caep daengz daihgaiq 25℃ seiz baujlouz guenqsaej, moix mbat 50 hauzswng, moix ngoenz 2 mbat. Guenqsaej gaxgonq daengq bouxbingh oknyouh okhaex, caenhliengh sawj raemxyw youq ndaw saej dingzlouz 2 diemj cung doxhwnj. Moix mbat guenqsaej le doq youq song mbiengj denhsuhhez guh ywmbok mbokgok 30 faen cung.

2. Yungh yw mbokgok fuengfap. Sien aeu sayinz、nywjdougou gak 300 gwz, gya raemxsaw 3000 hauzswng, cawj goenj 30 faen cung, dawz nyaq deuz, aeu cib geij aen mbok sang 8 lizmij、bak gvangq 5 lizmij haenx dwk roengz raemxyw bae, menh feiz cawj bwh yungh. Yungh seiz mbouj yungh rengzap sup youq gwnz naengnoh, vih fuengzre log sieng, hab yungh gaiq baengzsa 10 lizmij × 10 lizmij、cungqgyang daet congh gvangq daihgaiq 4 lizmij, bingz bu youq gwnz hezvei, yienzhaeuh lauz bwh yungh ywmbok hwnjdaeuj, vad cengh raemxyw, goeb youq cingqgyang baengzsa couh ndaej lo. Fanzdwg boux diuzsiuvaq binghyiengh youqgaenj、mbouj ndaej gwn doxgaiq、hezyaz bien daemq, ndaej habdangq hawj dinghmeg bouj raemx caeuq dengaijciz, roxnaeuz sawjyungh hozsing yw, daengj binghyiengh hoizndei le gaij yungh gwn bouj raemxgyu（boiqguh: ciuq moix 1000 hauzswng raemx gya luzvanaz 3.5 gwz、dansonhginghnaz 2.5 gwz、luzva'gyaz 1.5 gwz、buzdauzdangz 20 gwz）. Boux ndat lai mbouj doiq hab yw bingh doiqndat. Soj miz cazyawj binghlaeh cungj mbouj yungh gijyw gangswnghsu caeuq gejhoiz hwnjgeuq、dingzrueg daengj.

3. Gietsat. Soj miz binghlaeh cungj dwg yw bingh 3～5 ngoenz bingh couh ndei, ndawde yw bingh ngoenz ndeu ndat doiq haexmug dingz miz 2 laeh, 2 ngoenz ndat doiq haexmug dingz miz 5 laeh, 3 ngoenz ndat doiq haexmug dingz miz 8 laeh, 5 ngoenz ndat

doiq haexmug dingz miz 10 laeh. Soj miz binghlaeh yw ndei le dauq genjcaz haex beizyangj, cungj dwg yinhsing.

[Yangz Dwzcenz. Ywdoj Baujlouz Guenqsaej Giethab Ywmbok Ywfap Yw Haexmug Youqgaenj 25 Laeh Yw Bingh Yaugoj Cazyawj. Sinh Cunghyih, 2006, 38 (2)：52 - 53.]

CIENG CIBROEK   NAENGHUMZ

Ywmbok ywfap yw naenghumz 30 laeh

1. Aeu hezvei. Cujyau hezvei: Giz in ahsihez. Boiq hezvei: Gizciz、hezhaij、funghciz.

2. Dajguh fuengfap. Aeu ywdoj gyanghhoz、bwzfuswj、bwzcij、mbawsangh、vagut、cizlizoen、naengbwzsenh、fangzfungh、yinhcinz、faeglingzdoj daengj，yunghliengh doxdoengz，aeu boi bau ndei dwk roengz ndaw gu bae cawj goenj，dwk mbok roengz raemxyw goenj bae，sawj de ndat liux，yienzhaeuh swnh ndat lauz hwnjdaeuj sup youq gwnz hezvei baihgwnz genj haenx，15 faen cung le dawz mbok roengzdaeuj. Gek ngoenz yw mbat ndeu，10 mbat guh aen liuzcwngz ndeu. Boux naeng sieng youqgaenj ndaej lengq giz camz cimmeizva.

3. Yw bingh yaugoj cazyawj. Yw ndei: Gijhumz siusaet，naengnoh mbouj miz daizsenj 12 laeh；yienh'ok yaugoj: Gijhumz gihbwnj siusaet，naengnoh daizsenj menciz sukiq，naengnoh ca mbouj geijlai cingqciengz，mbouj miz nyaeuqdek yienghsiengq 8 laeh；miz yaugoj: Naengnoh gijhumz gemj mbaeu，daizsenj bienqyiengh、bizna、nyaeuqdek yienghsiengq cienjndei 6 laeh；mbouj miz yaugoj: Yw bingh gonqlaeng mbouj miz bienqvaq，roxnaeuz cienjndei mbouj nanz youh dauq fat miz 4 laeh. Cungj mizyauliz dwg 86.7%.

4. Denjhingz binghlaeh. Ciz moux，sai，52 bi，gunghvuyenz. 2001 nienz 11 nyied 8 hauh daeuj yawjbingh. De naeuz: Mboenqhoz baihlaeng humz，naengnoh daizsenj miz binghbienq，naengnoh monghenj，doengxhaemh humz engq youqgaenj，ninz mbouj ndaek，cab miz gyaeujngunh、simfanz、bakhawq、linxhoengz、ailinx henj、megdiuq menh. Caiqlix gag naeuz 10 bi gonq gaenq fatbingh gvaq mbat ndeu，dwg cungj bingh lwedhaw daepvuengh. Yungh baihgwnz lwnh yw bingh fuengfap gek ngoenz yw bingh mbat ndeu，yw bingh mbat ndeu le，binghyiengh gihbwnj siusaet，laebdaeb yw bingh 5 mbat，gaen yawj bi ndeu mbouj miz dauq fatbingh.

〔Gyangh Veicingh，Yangz Liuj，daengj. Ywmbok Ywfap Yw Naenghumz 30 Laeh. Cungguek Cimgiuj，2003，23（9）：547.〕

CIENG CIBCAET LWGNYEZ AEBAEG

Ywmbok yw lwgnyez aebaeg 60 laeh

1. Genj binghlaeh. Genj lwgnyez bouxbingh 60 laeh, gyoengqde ndangdaej hawnyieg, heiqbwt mboujmaenh, yungzheih deng doegrog, gijbingh ragraez, yungzheih fanfuk, yungh gvaq lai cungj gangswnghsu le aebaeg mbouj gemj, giz bwt sing yiengj mbouj dingz, ndawde bwthuj 15 laeh, baenzae ajngaeb 28 laeh, conghhoz mauzsaeq baenzae 17 laeh. Baenzbingh ndaej 5~20 ngoenz. Cujyau binghyiengh miz ae、ajngaeb、 sing myaiz yiengj, fatndat roxnaeuz mbouj fatndat, song mbiengj bwt dingqnyi sing laz naekcaem、singngab; X sienq genjcaz miz conghbingh fathuj.

2. Cawj mbok danyw. Naenghaijdungz 40 gwz, gaeu'nyinzgvangq 60 gwz, vuzcuhyiz 20 gwz, cimsongmienh 60 gwz, conhciuh 20 gwz, sisinh 10 gwz, veizyangh iq 20 gwz, hozduz 20 gwz, ciennienzgienq 30 gwz, conhvuh 10 gwz, fangzgij 30 gwz, golinzgaeq 30 gwz, gaeunyaenxdoeng 30 gwz, mazvangz 20 gwz.

3. Dajguh fuengfap. Aenmbok itbuen guh baenz 8 lizmij×3 lizmij roxnaeuz 6 lizmij ×2 lizmij, mbok raez gyaeuj ndeu miz duq, bak mbok yaek muzngaeuz. Genj aeu hezvei dingconj (sueng)、funghmwnz (sueng)、feiyiz (sueng), boux bingh naek gya danzcungh、sinyiz (sueng). Dawz mbok caeuq yw itheij cawj, cawj goenj 5 faen cung couh ndaej mbokgok. Moix ngoenz mbokgok mbat ndeu, moix mbat 20 faen cung, gok daengz mbangj giz miz di cwk aeuj ceiq ndei.

4. Gietsat. Yw ndei (cujyau binghyiengh、ndang'yiengh siusaet, X sienq genjcaz mbouj raen gijmaz mbouj doengz) 45 laeh, ciemq 75%; yienh'ok yaugoj (cujyau binghyiengh siusaet roxnaeuz loq ae di, sing laz siusaet roxnaeuz camzlaeuq miz di sing laz yiengj) 15 laeh, ciemq 25%. Giz bwt sing laz siusaet seizgan ceiq vaiq ngoenz ndeu, ceiq nanz 6 ngoenz, cijbingz dwg 3 ngoenz.

[Vangz Genhcauh, daengj. Ywmbok Yw Lwgnyez Aebaeg 60 Laeh, Gvangjsih Cunghhyihyoz, 1997 (5): 43.]

CIENG CIBBET   CAETCONQ LUETDOEK

Ywmbok yw caetconq luetdoek 107 laeh

1. Ywmbok guhfap. Genj aeu faexcuk hung 3 lizmij, cug hoh gawq gat, gyaeuj ndeu gawq duq bae guh bak, gyaeuj ndeu louz duq guh daej, guh baenz aen mbok luenz, caeuq ywdoj swnghmaz、 canghsuz、 vangzgiz、 fuswj、 nohdougou、 hohswj gak 15 gwz, naeng maksigloux、 mingzfanz、 lwgnoenh、 mbawngaih gak 20 gwz, gya raemx caeuq cawj 20 faen cung.

2. Dajguh fuengfap. Daengq bouxbingh ninzhoemj, vaiq dwk daj ndaw raemxyw dawz ywmbok hwnjdaeuj, yungh sujbaq uet raemxgoenj bak mbok bae, swnh ndat gok youq giz hezvei yauhyiz、 cangzgyangz, louz mbok 10 faen cung le dawz roengzdaeuj, moix ngoenz banhaet、 gvaqringz gak gok mbat ndeu, 9 ngoenz guh aen liuzcwngz ndeu. Yw bingh ndawde gimq gwn doxgaiq ndip caep youzhaj, fuengzre dwgliengz、 ae, baujciz okhaex doengswnh, gimq goengzyongq okhaex.

3. Yw bingh yaugoj byauhcinj. Geizgaenh yw ndei: Yw bingh 1~2 aen liuzcwngz le caetconq mbouj caiq luetdoek ok rog conghhaex daeuj, linzcangz binghyiengh siusaet, nohsupsou sousuk miz rengz, ndaej guhhong; cienjndei: Yw bingh song aen liuzcwngz le, okhaex caetconq miz di luetdoek, binghyiengh gihbwnj siusaet; geizgyae yw ndei: Geizgaenh yw ndei le song bi doxhwnj gaen yawj mbouj dauq fatbingh.

4. Gietsat. 107 laeh ndawde, geizgaenh yw ndei 101 laeh (94.4%), cienjndei 6 laeh (5.6%), geizgyae yw ndei 89 laeh (88.1%), dauq fatbingh 12 laeh (11.9%).

［Lij Gozliengz, daengj. Ywmbok Yw Caetconq Luetdoek 107 Laeh. Yinzminz Ginhyih, 1997, 40 (7): 388.］

CIENG CIBGOUJ GINGH'IN

Ndawbiengz rog ywfap yw gingh'in

1. Cawj mbok danyw. Vangzginz、swjsuh、hozyangh、cizgoz、naeng makgam hawq、laizfuzswj、sinzgiz、ciuhsanhdanz gak 10 gwz, yungh baengzsa duk ndei gya raemx habliengh cawj goenj baenz raemxyw bwh yungh.

2. Aeu hezvei. Aeu cunghvanj、bizyiz、dacangzyiz、cuzsanhlij、denhsuh、gvanhyenz daengj hezvei.

3. Dajguh fuengfap. Dwk mbok roengz gu yw bae itheij cawj 15 faen cung le, swnh ndat lauz mbok hwnjdaeuj, goeb youq giz genjdingh, yungh heiqndat baenz gij rengzap gaenj sup naengnoh, caiqlix yungh rengzyw cimqyaemq daengz giz bingh, ndaej yw bingh.

〔Ning Cailanz. Ndawbiengz Rog Ywfap Yw Gingh'in. Cungguek Minzcuz Ndawbiengz Yihyoz Cazci,1995(15): 29.〕

CIENG NGEIHCIB BOUXLAUX BAENZAE MENHNUMQ

"Seizdoeng bingh seizhah yw" fuengzceih bouxlaux baenzae menhnumq

125 laeh bouxlaux baenzae menhnumq, youq "ngoenz samfuz" yungh yw oepnem hezvei, youq hezvei dajcim ywhwzloz, yungh yw mbokgok, cazyawj yw bingh yaugoj, doiq 70 laeh caengz yungh cungj fuengfap neix yw bingh doengzgeiz bouxlaux baenzae menhnumq guh doiqciuq doxbeij, caiqlix guh gaencam cazyawj. Gidij fuengfap youq lajneix:

1. Cuj yw bingh. (1) Yungh yw hezvei oepnem: Aeu hezvei dacuih、feiyiz、 gauhmangz、gwzyiz、danjyiz, song cuj hezvei doxvuenh. Gijyw genjyungh mazvangz、 bwzgaiswj、sisinh、hingyinz、banya、ganhsui、dilungz daengj, dub soiq baenz mba, gya habliengh dangzrwi diuzhuz guh baenz lwgyienz, aeu daeuj dingjdaih gau dinghmaenh, oepnem seizgan dwg 6~8 diemj cung. (2) Dajcim hezvei: Cuzsanhlij、 cizcwz song hezvei doxvuenh. Gijyw yungh raemxyw hozloz dajcim, moix aen hezvei daj 2 hauzswng, gungh 4 hauzswng. (3) Yungh yw mbokgok: Aeu hezvei dacuih、feiyiz、 gauhmangz; bizyiz、sinyiz, song cuj hezvei doxvuenh. Danyw dwg gyanghhoz、 duzhoz、fangzfungh、mbawngaih、mbawsuh、danghgveih、coeng daengj itheij cawj, dwk aenmbok roengz raemxyw bae, raemxraeuj baujciz youq 60℃, moix mbat louz mbok 10 faen cung. Cuj yw bingh moix bi seizhah "cofuz" haicij yw bingh, moix singhgiz yw 2 mbat, gungh 10 mbat.

2. Cuj doiqciuq. Itbuen dwg sihyoz doiq bingh cawqleix. Gaencam cazyawj. Cuj yw bingh bouxbingh yw bingh 3 bi, cuj doiqciuq gaencam 3 bi, bi daihngeih guh yw bingh yaugoj bingzdingh.

3. Yw bingh yaugoj byauhcinj. Linzcangz yw ndei: Ginggvaq yw bingh le ae、 ae'myaiz caeuq daengx ndang binghyiengh siusaet, cazyawj bi ndeu mbouj dauq fatbingh. Miz yaugoj: Ae gemj mbaeu, myaiz gemj noix, daengx ndang binghyiengh gemj mbaeu, fatbingh mbat soq gemj noix, fatbingh seizgan sukdinj. Mbouj miz

162

yaugoj: Ginggvaq yw bingh le doengh gij binghyiengh caeuq yw bingh gaxgonq mbouj miz bienqvaq yienhda.

4. Yw bingh gietsat. (1) Song cuj yw bingh yaugoj doxbeij: Cuj yw bingh 125 laeh, linzcangz yw ndei 25 laeh (20.0%), mizyaugoj 76 laeh (60.8%), mbouj miz yaugoj 24 laeh (19.2%), cungj mizyauliz dwg 80.8%; cuj doiqciuq 70 laeh, linzcangz yw ndei 2 laeh (2.8%), miz yaugoj 34 laeh (48.6%), mbouj miz yaugoj 34 laeh (48.6%), cungj mizyauliz dwg 51.4%. Ginggvaq dungjgiyoz cawqleix, $X^2 = 14.83$, $P < 0.01$, gij cengca miz eiqsei yienhda. Cuj yw bingh linzcangz yw ndei beijliz caeuq cungj mizyauliz sang gvaq cuj doiqciuq mingzyienj. (2) Bouxlaux baenzae menhnumq caeuq bouxlaux baenzae menhnumq cab bwtheiqfoeg yw bingh yaugoj doxbeij: Bouxlaux baenzae menhnumq 88 laeh, linzcangz yw ndei 25 laeh (28.4%), miz yaugoj 56 laeh (63.6%), mbouj miz yaugoj 7 laeh (8.0%), cungj mizyauliz dwg 92.0%; bouxlaux baenzae menhnumq cab bwtheiqfoeg 37 laeh, linzcangz yw ndei mbouj miz saek laeh (0%), miz yaugoj 20 laeh (54.1%), mbouj miz yaugoj 17 laeh (45.9%), cungj mizyauliz dwg 54.1%. Ginggvaq dungjgiyoz cawqleix $X^2 = 28.35$, $P < 0.01$, gij cengca yienhda. Gangjmingz bouxlaux baenzae menhnumq yw bingh yaugoj ndei gvaq bouxlaux baenzae menhnumq cab bwtheiqfoeg. Bouxsij lij cazyawj cuj yw bingh bouxbingh ae、ae'myaiz、dwgliengz daengj binghyiengh, doeklaeng raen gij binghyiengh neix cungj miz gaijndei yienhda, daegbied dwg dwgliengz, yw bingh gaxgonq yungzheih fatbingh beijliz dwg 100%, yw bingh le dwgliengz bujben gemj noix, yungzheih fatbingh beijliz doek daengz 36%, daihdaih gemj noix bouxlaux baenzae menhnumq fatbingh gihvei.

[Cuj Vwnzhau, daengj. "Seizdoeng Bingh Seizhah Yw" Fuengzceih Bouxlaux Baenzae Menhnumq. Sanghaij Cimgiuj Cazci, 2001, 20 (3): 8 - 9.]

CIENG NGEIHCIB IT   CIMJRANGH

It. Ywmbok yw cimjrangh 176 laeh

1. Fuengfap. Sien yungh cimmeizva menhmenh camz giz fatbingh, caiq yungh cimsamlimq youq giz binghbienq doxdoiq sinzgingh cietduenh gwnz gyazcizhez diemjcamz. Doq dawz ywdoj（ banjlanzgwnh 15 gwz, danghgveih 10 gwz, swjcauj 15 gwz, yenzhuzsoz 10 gwz, va'ngaenz 15 gwz, vangzginz 15 gwz）duk youq ndaw daehboi, gya raemx 500 hauzswng, cawj goenj 20 faen cung. Dawz aenmbok cawj gvaq haenx goeb youq giz cimcamz.

2. Gietsat. 176 laeh bouxbingh cimjrangh cungj ndaej yw ndei, cijbingz yw ndei mbat soq 3 mbat, caiqlix mbouj miz houyizcwng.

［Cinz Swgez. Ywmbok Yw Cimjrangh 176 Laeh. Cungguek Cimgiuj, 1992, 12 (2)：48.］

Ngeih. Cimcamz cuengqlwed boiqhab ywmbok yw cimjrangh linzcangz roxnyinh

1. Caizliuh. （1）cax cim iq roxnaeuz cimsamlimq geij fag, guh mbouj miz gin siudoeg bwh yungh; buenzvax roxnaeuz guhang aen ndeu. （2）Aenmbok gvet bae naeng rog, bak mbok yaek ciet bingz muz ngaeuz yiengh luenzgyaeq. Mbok raez 70 hauzmij、80 hauzmij、90 hauzmij gak 8 aen, ndaw mbok gvangq 18～20 hauzmij, henz mbok na daihgaiq 2 hauzmij couh hab lo. （3）Bwh raemxyw cawj mbok：Banjlanzgwnh、byaekiemjsae、lenzgyau、nywjlungzdanj、yenzhuzsoz、vangzginz、vangzbwz、makrungxgae、naengmauxdan、byuknaeng duzbid gak 10 gwz, danhcinh、cizsau gak 15 gwz, nywjgam 6 gwz. Dawz gijyw baihgwnz yungh boi duk ndei, gya raemx 1000 hauzswng itheij cawj, dwk feiz sien haenq laeng menh, goenj le dwk mbok roengz gu bae caeuq cawj bwh yungh.

2. Fuengfap. Youq seiqhop moix aen cimj yungh giuzfaiq 75％ ciujcingh siudoeg, youq seiqhop daihgaiq giz 3 hauzmij, bouxyw fwngzswix mehfwngz、lwgfwngzyinx nep naengnoh bouxbingh, fwngzgvaz mehfwngz、lwgfwngzyinx gaem cim cax iq daihgaiq

baenz 45°haeuj cax, fwngz guh yaek vaiq, camz haeuj naengnoh laeg $1 \sim 2$ hauzmij, naengnoh sieng baenz "—" yiengh, raez daihgaiq 2 hauzmij, dawz cax roengzdaeuj le nap lwed ok 2 ndik, yungh giuzfaiq 75% ciujcingh uet raemxlwed bae, dajguh mbouj ndaej camz mbongq naengnoh sailwed doenghmeg、dinghmeg haemq hung haenx. Dawz mbok ndaw raemxyw hwnjdaeuj, vad cengh raemxyw ndaw mbok, vaiq dwk naenx youq gwnz cimj caeuq gwnz baksieng, sawj mbok swhyienz sup youq gwnz naengnoh, louz mbok 10 faen cung. Moix gek 3 ngoenz yw bingh mbat ndeu, itbuen yw bingh mbat ndeu cienj ndei, $2 \sim 3$ mbat yw ndei. Cungj ywfap neix laihnaeuz ngwz ndonj baez miz gyaeuj miz rieng, cimj sien hwnj dwg gyaeuj, gaenlaeng raen couh dwg rieng, yw bingh wnggai cimcamz gyaeuj rieng, fuengzre cimj laebdaeb ndonjbyaij bae'gvangq.

〔Cwngz Binhfangh, daengj. Cimcamz Cuengqlwed Boiqhab Ywmbok Yw Cimjrangh Linzcangz Roxnyinh. Cunghyih Moq, 2002, 34（6）：42.〕

Cujyau Camgauj Bonjsaw

［1］ Vangz Hanyuz daengj cawjbien. CUNGGUEK BOUXCUENGH YIHYOZ ［M］. Namzningz: Gvangjsih Minzcuz Cuzbanjse, 2001.

［2］ Bangz Swnghhangz、Vangz Bwzcan、Moz Gunj biensij. CUNGGUEK YWCUENGH NEIGOHYOZ ［M］. Namzningz: Gvangjsih Gohyoz Gisuz Cuzbanjse, 2004.

［3］ Ciz Lanzyingh、Mungz Gveicingh biensij. MBOKGOK YWFAP ［M］. Namzningz: Gvangjsih Gohyoz Gisuz Cuzbanjse, 1991.

［4］ Gauh Luzvwn biensij. SAEDYUNGH CUNGHYIH MBOKGOKYOZ ［M］. Baekging: Yozyen Cuzbanjse, 1996.

［5］ Cangh Hungz biensij. CUNGGUEK MBOKGOK YWBINGHYOZ ［M］. Baekging: Ginhsw Gohyoz Cuzbanjse, 1996.

［6］ Yangz Ginhswngh daengj cawjbien. CUNGGUEK MBOKGOK NDANGCANGQFAP ［M］. Baekging: Cunghyih Gujciz Cuzbanjse, 1996.

［7］ Lij Ciyui、Sunh Sivaz daengj biensij. YWGOEKHINGZ MBOKGOK ［M］. Dalenz: Liuzningz Gohyoz Gisuz Cuzbanjse, 1998.

［8］ Liz Swng、Danz Yungz daengj biensij. CUNGHYIH MBOKGOK YWFAP ［M］. Baekging: Seiqgyaiq Duzsuh Cuzbanj Gunghswh, 1999.

［9］ Gauh Siengz、Yenz Sang'vaz cawjbien. MBOKGOK YWFAP ［M］. Baekging: Cungguek Cunghyihyoz Cuzbanjse, 2001.

［10］ Vuz Si cawjbien. SAEDYUNGH CIMGIUJYOZ ［M］. Baekging: Yinzminz Ginhyih Cuzbanjse, 2001.